U0397565

减重代谢外科围手术期处理

梁辉·等著

东南大学出版社
SOUTHEAST UNIVERSITY PRESS

·南京·

图书在版编目(CIP)数据

减重代谢外科围手术期处理 / 梁辉等著. — 南京：东南大学出版社，2021.12

ISBN 978-7-5641-9872-5

Ⅰ.①减… Ⅱ.①梁… Ⅲ.①肥胖病-外科手术-围手术期②代谢病-外科手术-围手术期 Ⅳ.①R659

中国版本图书馆 CIP 数据核字(2021)第 254579 号

减重代谢外科围手术期处理
Jianzhong Daixie Waike Weishoushuqi Chuli

著　　者	梁辉 等

责任编辑	褚　蔚			
责任校对	子雪莲	**封面设计**	王　玥	**责任印制** 周荣虎

出版发行	东南大学出版社
社　　址	南京市四牌楼 2 号　邮编:210096　电话:025-83793330
网　　址	http://www.seupress.com
电子邮箱	press@seupress.com
经　　销	全国各地新华书店
印　　刷	南京艺中印务有限公司

开　　本	850mm×1168mm　1/32
印　　张	9.5
字　　数	205 千字
版　　次	2021 年 12 月第 1 版
印　　次	2021 年 12 月第 1 次印刷

书　　号	ISBN 978-7-5641-9872-5
定　　价	98.00 元(精)

本社图书若有印装质量问题,请直接与营销部联系,电话:025-83791830。

PREFACE

自序

从上世纪50年代起,减重手术在西方逐渐兴起,被证明是最有效的减重方法,可以取得长期稳定的减肥效果,同时达到治疗相关代谢性疾病的目的。从20世纪90年代起减重外科进入腹腔镜时代,患者恢复更快,并发症大幅度下降,手术治疗肥胖症被广泛接受。到了2000年前后,减重手术可以治疗肥胖型2型糖尿病成为共识,且研究发现手术治疗的效果远优于传统的内科治疗。时至今日,手术治疗肥胖症以及肥胖型的2型糖尿病已经成为内、外科的共识。

随着我国经济的发展,人们的生活方式发生改变,国内肥胖人口大幅度增长,肥胖、糖尿病以及相关的代谢性疾病成为严重的社会经济负担,危害着人们身心健康。而传统的"五驾马车"对中重度肥胖的治疗效果不佳,肥胖型2型糖尿病的治疗也遇到挑战,并发症多种多样,不仅不利于人民群众的身体健康,还对肥胖患者的心理造成了很大的影响。减重手术被引入中国大陆成为顺应时代的必然。

国内的减重代谢外科目前还处于起步阶段,无论是手术患者的选择、手术规范化,还是患者的管理等方面,都面临许多问题和挑战,如何建立、健全减重代谢专科建设成为当务之急。

南京医科大学第一附属医院（江苏省人民医院）从 2009 年起开展腹腔镜下胃束带手术，2010 年开展腹腔镜下胃旁路手术，2014 年设立减重代谢专业，2018 年成立了独立的减重代谢专科。医院在开展减重手术的早期就制定相应的手术及管理流程，并从 2010 年起就设立减重个案管理师制度，制定相应的护理临床路径和适合中国实际情况的个案管理流程，积累了相当的经验，并且通过培训、会议、文章等形式进行推广。

对于新开展减重代谢外科手术的医生、个案管理师、护士团队来说，减重代谢手术的患者具有特殊性，面临的专业知识也是全新的，如何解决围手术期的相关问题，如何避免、处理并发症，如何教育、管理患者，以及相关的流程和手术标准化等等，都是迫切需要学习的。

本书由江苏省人民医院减重代谢外科团队编写，从实际需求出发，结合文献和已经成熟的流程、规范、共识、指南，总结我们实践中的经验教训。相信这些内容对于需要开展减重代谢外科的医护人员及团队而言，具有拿来可用、迅速复制的特点。

由于编写者经验不足，以及内容不同等原因使章节体例不能统一，行文格式不同；另外，由于是一家之言，经验为主，临床证据可能不够扎实；有的内容在不同章节可能有重复出现；由于篇幅限制，在编写过程中引用文献不能一一标注，只能选择重要的部分附录在后。

在忙碌的手术和护理工作之外，我们团队的各位编写者挑灯苦读文献，字斟句酌，期望能把真知灼见以飨读者。苦于能力有限，书中错漏之处在所难免，还望各位同道批评指正。

梁辉

2021 年 9 月 3 日

CONTENTS 目录

第一章

减重代谢外科概述

第一节 减重代谢外科的发展历史

减重代谢外科的起源与社会经济的发展密切相关,20世纪50年代,欧美肥胖人口增长迅速,通过减肥进而治疗肥胖带来的疾病成为临床的迫切需求。Varco于1953年完成了首例空回肠转流(jejunoileal bypass,JIB)手术,此后又有一些改进的术式。研究表明,JIB以及空结肠旁路手术具有非常显著而持久的体重下降的效果,但同时又存在严重的近期及远期并发症,包括电解质紊乱、维生素与矿物质缺乏、腹胀、腹泻、肾结石、脂肪肝、皮疹及带来心理问题等。

1967年美国医生Mason与Ito完成世界首例胃旁路手术,最初是将胃横行离断,与空肠做端侧吻合。由于较大的胃肠吻合口会出现吻合口溃疡和倾倒综合征,随后该手术方式改为小胃囊与空肠Roux-en-Y式吻合(Roux-en-Y gastric bypass,RYGB),成为沿用至今的经典减重手术方式。RYGB具有显著的减重及改善代谢的作用。限制胃的摄入逐渐成为减重外科的基本认识。

1982 年,Mason 介绍了一种限制性手术方式,用圆形吻合器在胃前后壁打孔,经这一小孔置入线性切割吻合器做纵行胃分割,再用 Marlex 补片束缚胃入口,即垂直绑带胃成形术(vertical banded gastroplasty,VBG)。20 世纪 80 年代,VBG 手术数量迅速增多,成为当时主流的减重手术方式。然而,随着时间的推移,VBG 术后复胖不断出现。到了上世纪 80 年代末,更简单的可调节胃束带术(adjustable gastric banding,AGB)逐渐得到广泛应用,取代了 VBG 手术。然而,随着时间的推移发现 AGB 远期减重效果并不理想,并且会出现绑带滑脱或穿孔等并发症,到 21 世纪 AGB 术式逐渐被淘汰。许多 AGB 术后患者因出现各种问题而取出束带,或修正为其他减重代谢术式。

1979 年 Scopinaro 基于减少吸收理念,建立了水平半胃切除,较长的胆胰支与距回盲部 50 cm 的回肠吻合,称之为胆胰转流术(biliopancreatic diversion,BPD)。随后 Marceau 等基于保留幽门、限制摄入的目的,用胃袖状切除代替远端胃切除,离断十二指肠,其近端与回肠吻合,称之为十二指肠转位(duodenal switch,DS)。BPD-DS 减重效果最好,但也会引起术后长期蛋白质和其他营养物质缺乏,并有可能导致肝功能衰竭,甚至出现死亡病例。近年来回顾性研究发现,BPD-DS 的降糖效果最好,于是基于十二指肠转流同时简化手术操作的目的,逐步兴起各种单吻合口技术,把 DS 手术中十二指肠回肠对端吻合改成十二指肠回肠襻式吻合,即 SADIS 或者 SG＋Loop DJB,延长了共同通道的长度,减少一个吻合口,降低了手术难度,也减少了术后并发症。

Regan 于 2005 年报道了腹腔镜袖状胃切除（laparoscopic sleeve gastrectomy，SG）作为独立的减重手术方式，本来是作为超级肥胖或者身体状况较差的患者第一步手术的袖状胃切除手术由此得到大力推广。这种手术无肠管改道，减重与代谢改善效果与 RYGB 相似，因此得以在全球范围迅速推广。据美国减重与代谢外科学会（American society for metabolic and bariatric surger，ASMBS）报道，2020 年美国 SG 占全部减重手术量的 62％，成为最主要的减重手术方式，而 2020 年 SG 在中国减重手术量中占到 85％左右。

第二节　从减重外科到减重代谢外科

减重手术以后肥胖伴发的疾病得到迅速缓解和治愈，其中 2 型糖尿病的缓解成为热点，患者在体重还没有下降时，血糖就能恢复正常。多项回顾性研究发现，肥胖患者接受减重手术以后 2 型糖尿病得到了完全缓解，治疗效果远超内科的药物强化治疗。多项前瞻性随机对照研究更是进一步巩固了减重手术对 2 型糖尿病和高血压、多囊卵巢综合征等的治疗效果。

2008 年，第 14 届欧洲糖尿病学会年会中指出——糖尿病是一种可以手术治愈的胃肠道疾病。2009 年，糖尿病峰会

(diabetes surgery summit,DSS)发表的共识中提出,代谢性疾病(糖尿病)手术是指通过胃肠手术治疗体重指数 BMI<35 kg/m² 的糖尿病病人。DSS 认可在经过仔细筛选的 2 型糖尿病病人可以通过手术治疗,如:对于 BMI>30 kg/m² 的病人,如果糖尿病控制很差,胃旁路手术(RYGB)是一种合理的治疗方法。2010年,美国糖尿病治疗指南提出,对于 BMI≥35 kg/m² 的 2 型糖尿病病人,胃旁路手术是可以考虑的治疗方法。2011 年,国际糖尿病联盟(IDF)针对减重手术的立场声明指出:对于 BMI≥32.5 kg/m² 的 2 型糖尿病亚洲患者,手术是可以接受的治疗方案;对于 BMI 在 27.5~32.5 kg/m² 之间,且最佳药物治疗不能对其糖尿病进行有效控制的亚洲患者,特别是同时存在其他严重心血管疾病风险因素的患者,手术应被视为替代治疗方案。

自 2000 年以来手术治疗 2 型糖尿病逐渐成为热点,减重外科更名为减重代谢外科,手术也从开放发展为腹腔镜以及机器人手术,快速康复理念被应用于减重代谢外科,从而大幅度地降低了围手术期并发症。

目前绝大多数的学术组织将专科名称定为减重代谢外科。减重代谢外科治疗 BMI<35 kg/m² 的 2 型糖尿病,其适应证正逐渐扩大,在 2019 版的中国肥胖及 2 型糖尿病外科治疗指南中,对于难以控制的 2 型糖尿病,最低 BMI 设置为 27.5 kg/m²。

第三节　减重代谢外科手术适应证的变化

最早关注减重手术适应证的官方机构是美国的健康研究院（NIH）。1991年,NIH宣布了第一个关于减肥手术的共识——肥胖患者接受手术的条件如下:体重指数（BMI）$\geqslant 40$ kg/m²,或BMI在$35\sim 40$ kg/m²者伴有严重并发症（包括糖尿病）并能耐受手术。这一共识在规范临床手术适应证、判断手术治疗的效果和风险等方面发挥了重要作用。包括ASMBS等学术组织将体重指数视为外科治疗的标准,并将外科治疗仅限于重度肥胖患者。随着手术治疗代谢性疾病的效果凸显,近年来,西方手术适应证的BMI值逐渐下降。欧洲和美国的手术指征是BMI$\geqslant 40$ kg/m²,不管是否有合并疾病,推荐手术;或BMI$\geqslant 35$ kg/m²,合并有2种以上代谢性疾病的可以考虑手术;针对亚洲人群,体重指数的切点可以下降到30 kg/m²。亚太地区相对公认的手术适应证是:体重指数$\geqslant 37$ kg/m²;或BMI$\geqslant 32$ kg/m²,并且存在一些与肥胖相关的伴随疾病（APMBSS）。

2007年,郑成竹教授牵头中华医学会外科学分会几个学术团体联合制定的《中国肥胖外科治疗指南（2007）》提出,肥胖引起的代谢紊乱综合征是判断减肥手术疗效的标准,减肥不是主要或唯一标准,减肥仅作为中长期辅助参考。肥胖症外科治疗的适应证为:(1)与单纯性过量脂肪有关的代谢紊乱综合征,如2型糖尿病、心血管疾病、脂肪肝、脂质代谢紊乱、睡眠呼吸暂停综合征等,并且预计减肥对治疗有效。(2)男性腰围≥90 cm,女性腰围≥80 cm;血脂异常,即甘油三酯≥1.7 mmol/L 和/或空腹高密度脂蛋白胆固醇:男性<0.9 mmol/L,女性<1.0 mmol/L。(3)连续5年以上体重稳定或稳步增加,BMI≥32 kg/m²。(4)年龄在16~65岁。对于大于65岁的患者,由于与肥胖相关的并发症复杂,甚至已经有不可逆损害,在决定是否进行手术之前,应根据各种术前检查来权衡手术的利弊。小于16岁的青少年患者应综合考虑肥胖程度、对学习和生活的影响、是否有遗传性肥胖家族史及其意愿,以及其他要求。

2011年,中华医学会糖尿病分会首次在糖尿病治疗指南中提出了2型糖尿病外科治疗的观点,这也是首次与减重代谢外科沟通的结果。《中国糖尿病外科专家指南》(2010年)认为,2型糖尿病患者经长期非手术治疗后效果不佳或无法忍受,如果没有明显的手术禁忌证,可考虑进行减肥代谢手术;同时,指南还定义了糖尿病的病程、胰岛细胞功能、年龄和其他影响2型糖尿病外科治疗的因素。当然,在指南中对外科手术的适应证进行了严格的规定。

2011年,美国糖尿病协会(ADA)发布的糖尿病指南建议,BMI≥35 kg/m² 的2型糖尿病患者,尤其是那些糖尿病或相关并发症仍难以通过生活方式和药物治疗控制的患者,可以考虑进行减肥手术。接受减肥手术的2型糖尿病患者应接受长期生活方式咨询和医疗监护。该指南与欧美减肥手术的适应证基本一致。同年，国际糖尿病联合会（IDF）发表了一份关于肥胖合并2型糖尿病的减重手术的声明。该声明认为，在选择患者时应考虑体重指数，即 BMI $\geqslant$ 35 kg/m² 的2型糖尿病患者和体重指数在 30～35 kg/m²、经适当药物治疗后未能达到标准的患者，尤其是伴有其他主要心血管疾病风险因素的患者，也可考虑手术治疗。针对亚洲人群，该声明建议所有体重指数的切点下调2.5。

2014年，美国临床内分泌学家协会（AACE）提出了一个新的肥胖诊断和管理"框架"，主张肥胖诊断的定义应从"以体重指数为中心"变更为"以肥胖相关并发症为中心"。肥胖2级患者（BMI $\geqslant$ 25）且至少有一个严重肥胖相关并发症，可考虑进行减肥手术。新的诊断方法不仅基于体重指数，还基于体重增加对健康的影响。这突破了以体重指数为中心的概念，公开提出了肥胖相关并发症对健康的影响。显然，代谢紊乱综合征的缓解或消失是肥胖症治疗的最终目标。

2012年成立的中国医师协会外科医师分会肥胖及糖尿病外科医师委员会（CSMBS）牵头制定了2014版以及2019版中国肥胖及2型糖尿病外科治疗指南，对于手术适应证基本一致。单纯肥胖病人手术适应证：(1) BMI $\geqslant$ 37.5 kg/m²，建议积极手术；32.5 kg/m² $\leqslant$ BMI $<$ 37.5 kg/m²，推荐手术；27.5 kg/m² $\leqslant$ BMI $<$ 32.5 kg/m²，经改变生活方式和内科治疗难以控制，且至少符合2项代谢综合征组分，或存在合并症，综合评估后可考虑手术。(2) 男性腰围 $\geqslant$ 90 cm、女性腰围 $\geqslant$ 85 cm，参考影像学检查

提示中心型肥胖,经多学科综合治疗协作组(MDT)广泛征询意见后可酌情提高手术推荐等级。(3) 建议手术年龄为 16～65 岁。

T2DM 病人手术适应证为:(1) T2DM 病人仍存有一定的胰岛素分泌功能。(2) BMI≥32.5 kg/m²,建议积极手术;27.5 kg/m²≤BMI<32.5 kg/m²,推荐手术;25 kg/m²≤BMI<27.5 kg/m²,经改变生活方式和药物治疗难以控制血糖,且至少符合 2 项代谢综合征组分,或存在合并症,慎重开展手术。(3) 对于 25 kg/m²≤BMI<27.5 kg/m² 的病人,男性腰围≥90 cm、女性腰围≥85 cm及参考影像学检查提示中心型肥胖,经 MDT 广泛征询意见后可酌情提高手术推荐等级。(4) 建议手术年龄为 16～65 岁。对于年龄在 16 岁以下的病人,须经营养科及发育儿科等 MDT 讨论,综合评估可行性及风险,充分告知及知情同意后谨慎开展,不建议广泛推广;对于年龄在 65 岁以上的病人,应积极考虑其健康状况、合并疾病及治疗情况,行 MDT 讨论,充分评估心肺功能及手术耐受能力,知情同意后谨慎实施手术。

手术禁忌证:①明确诊断为非肥胖型 1 型糖尿病;②以治疗T2DM 为目的的病人胰岛 B 细胞功能已基本丧失;③对于 BMI<25.0 kg/m² 的病人,目前不推荐手术;④妊娠糖尿病及某些特殊类型糖尿病病人;⑤滥用药物或酒精成瘾或患有难以控制的精神疾病;⑥智力障碍或智力不成熟,行为不能自控者;⑦对手术预期不符合实际者;⑧不愿承担手术潜在并发症风险者;⑨不能配合术后饮食及生活习惯的改变,依从性差者;⑩全身状况差,难以耐受全身麻醉或手术者。

对于 BMI<27.5 kg/m² 的 2 型糖尿病患者,尽管目前的初步研究显示手术治疗在这部分人群中具有一定的缓解效果,但仍需进一步研究和论证,暂时不应推广。

糖尿病手术的手术指征只是手术程序的一部分,还应注意手术的安全性、不同的手术方法和术后管理水平,以避免术后并发症的发生。

第四节　减重代谢手术术式评价

一、RYGB 可以获得显著、持久的减重降糖效果

RYGB 是经典、最常用的减重代谢手术方式之一,对肥胖伴有 2 型糖尿病等代谢性疾病具有非常好的治疗效果,降血脂的效果尤其明显。然而,RYGB 手术带来的并发症也不容忽视,主要包括倾倒综合征、吻合口狭窄、梗阻、内疝、溃疡、出血、吻合口漏、维生素缺乏、贫血等。虽然罕有报道胃旁路术后旷置胃癌变的病例,对于亚洲患者来说远端旷置的大胃囊不能行胃镜检查成为胃癌延误诊断的潜在担心。相比 SG 来说,RYGB 操作相对复杂,目前 RYGB 占比逐渐下降。根据 ASMBS 提供的资料,2017 年美国开展的 RYGB 仅占 17.8%。2020 年 CSMBS 统计 RYGB 占 11.4%。

二、SG 是相对简单、安全的减重手术方式

在西方文献中 SG 有类似于 RYGB 的减轻体重与改善代谢性疾病的效果。SG 操作相对简单、安全,并发症发生率较低,近年得以迅速发展,成为开展最多的主流减重手术方式。针对伴有 2 型糖尿病的患者,究竟应该行 SG 还是 RYGB,一直是有争议的问题。多数学者认为,对于糖尿病病史较长、年龄较大、体重指数和 C 肽较低者,应该采用 RYGB。然而,现有资料并不支持 RYGB 治疗 2 型糖尿病优于 SG 的结论。有文献证明 SG 可以获得与 RYGB 相似的降糖效果;一旦 SG 术后 2 型糖尿病复发,有更多的修正手术选项,比如改为 DS 或者单吻合口的十二指肠回肠襻式吻合(SADI)。还需要注意西方文献中患者的体重指数都是比较大的,而亚洲糖尿病患者体重指数偏低,临床结果可能有差异。

SG 的主要并发症是反流性食管炎(术后发生率在 6% ~ 20%),潜在的贲门食管癌的发生,长期的减重效果可能不够理想,有一定比例的患者需要修正手术。

三、BPD-DS 是效果与并发症并存的术式

BPD-DS 是目前减重与治疗代谢性疾病效果最好、最持久,同时也是技术难度最大、并发症发生率相对较高的手术方法。

BPD-DS治疗肥胖伴有的代谢性疾病长期效果亦非常突出。然而,由于BPD-DS操作复杂,远期并发症发生风险很大,主要表现为稀便、脂肪泻、维生素缺乏和蛋白质营养不良等。过高的手术及营养并发症限制了其广泛应用。根据ASMBS资料,2017年美国减重手术中BPD-DS所占比例仅为0.7%。

为了解决BPD-DS存在的上述问题,尝试将DS手术中十二指肠回肠Roux-en-Y式吻合改成十二指肠回肠襻式端侧吻合(single-anastomosis duodeno-ileal switch,SADIS),从而简化手术操作,减少并发症的发生,同时获得较好的减重及代谢改善效果。SADIS具有非常突出的减重效果,术后的前3个月,多余体重减轻率(excess weight loss,EWL)为17.8%,2年后可达100%,其减重、改善代谢性疾病效果与BPD/DS相当,营养缺乏等并发症发生率有所减少。ASMS以及IFSO在2020年的声明中都推荐SADIS作为标准术式,不需要再经过伦理委员会批准。亚洲医生类似的手术是SG+Loop DJB。

除这些术式以外,还有一些新的术式在临床上受到关注和推广,比如单吻合口的胃旁路术(OAGB),以SG Plus为代表的SG+JJB(JIB)、SG+Loop DJB,以及袖状胃切除加双通道(SG+TP)等,在临床上也有相关的报道和研究数据。这些手术的优、缺点都比较明显,目前还没有被指南推荐。

减重代谢外科的技术探索一直没有停止过,由于没有一种手术是完美的,而且患者的情况也千差万别,其糖尿病的病情也差别很大,单纯的SG或者RYGB不足以满足患者的个性化需求,所以在选择手术方式上有时比较困惑。

目前江苏省人民医院减重代谢外科手术方式的选择原则是:①单纯减重为目的的首选 SG,体重指数比较大的可以考虑 SG+JJB/JIB,合并代谢问题比较多的可以选择胃旁路术;②治疗 2 型糖尿病为主要目的的,可以选择 R-Y 胃旁路术或者单吻合口胃旁路术(OAGB),对于年轻患者或者有胃癌家族史等,可以选择 SG+DJB 或者 SADIS。

总之手术方式的选择需要考虑患者的治疗目的,需要考虑患者的胰岛细胞功能、体重指数,还有家族史,甚至患者的文化教育背景以及经济收入等。

但需要强调的是,任何手术方式都需要患者的配合和依从,年龄、体重指数和是否有生育要求等不是手术方式选择的绝对条件,在收益和风险之间找到平衡点,让患者和医生团队找到契合点,让患者长远健康利益最大化,才是术式选择的终极目标。

（梁辉）

第二章

减重代谢外科专科建设

随着减重手术被越来越多的人接受，手术患者急剧增加，2020 年我国完成减重代谢手术 14000 余例，相信在近几年会出现多家手术超千例的减重代谢中心，建设独立的减重代谢外科成为可能。

目前大多数医院是在胃肠外科等专科下设立减重代谢外科专业，手术的安全管理、围手术期处理流程以及术后的随访管理等成为严峻的挑战，减重代谢外科的专科化以及团队建设成为焦点问题。

毫无疑问，任何手术都有风险，减重手术使严重肥胖患者面临并发症甚至死亡的风险，虽然这些风险极低，并且有些风险来自与肥胖相关的合并症问题以及手术本身，严重肥胖者的共病率以及由此产生的医疗服务需求远远高于超重或肥胖者。

严重肥胖患者的护理需要特别的预防措施和适当的设备。所有医疗服务提供者必须制定诊疗程序和达成医患接受的共识，以实现良好的结果，在围手术期减少医疗差错，提高患者安全以及为减重患者创造最佳环境所需的人员、设备和物理设施。

第一节 硬件与团队建设

一、团队建设

严重肥胖患者通常有特殊的健康需求,如下肢水肿或呼吸功能不全,需要有针对性的评估和治疗。针对严重肥胖患者需要制定多学科团队治疗方案,因此建设一支多学科和富有创造性的团队是必要的。

根据国际上多个减重代谢学会的建议,合适的减重治疗团队应包括经验丰富的外科医生和内科医生、熟练的专科护士、受过专业教育的营养学家、经验丰富的麻醉师,以及必要时的心脏病专家、呼吸病专家、消化内科医师和康复治疗师,还应包括经过适当培训的减重支持人员、协调人员等。

结合我国的实际情况,可能除了需要组成多学科团队,同时还要强化核心团队成员。所谓核心团队就是指减重外科医生、个案管理师、相对固定的专科护士。核心团队成员要求能对患者提供 24 小时的咨询指导服务,并且在尚不能构建减重专科的情况下专注于肥胖和糖尿病患者的手术和管理工作。

多学科团队的规模要根据手术患者的量以及自身需求进行

组建,不能强求过多的成员参与。队伍越大,有时效率可能相对降低,如何把多学科团队良性运转才是核心问题。在多学科团队中如何各取所需、让大家共同进步,尤为重要。单纯的行政组合,或者对每个患者都进行多学科讨论,可能会降低临床的指导效率。

组建数据库以及组织标本库,完善患者的随访资料,这些资源可以为多学科的科研提供保障,既可以让多学科成员参与数据收集,同时可以进行共享,相互支撑,提高科研水平和临床能力。

至于减重工作开展的模式是以普外科医生为主、内分泌科医生作为支撑;还是收治在内分泌科或者其他代谢相关科室,而外科医生只负责手术一个环节,可能需要根据医院以及科室的支持和影响力来具体操作。从全世界范围来看,减重代谢外科是一个独立的普外科亚专业。

二、专科装备

严重肥胖患者的管理包括特殊的预防措施和适当的流程。即使是减重患者的常规治疗,也需要对各种设备(如马桶、轮椅和血压计袖带)进行改造和调整。需要适当的设备来保护减重患者和工作人员的健康。ACS 建议中还规定了设施、用品和设备如手术室桌子、手术用品、诊断设备、床等的适应性更改。

结合中国的现实状况,建议如下:

住院设备:固定的住院单元(楼层、房间、ICU、PACU)宽床;标准至承重300千克的自动/可调节至全坐姿病床;优质充气床垫;专用的体脂分析仪;称重至少300千克的电子秤;起重/转移设备;固定于地面的坐便器;用螺栓固定在地板上的宽检查台;加宽轮椅、担架、转运床;加宽椅凳;患者专用的特大号病号袍,便于穿脱,有条件的可以提供一次性内衣;通往房间和浴室的宽入口门;具有宽门和足够承重的电梯;必要的监护装置;便携式超声仪;双相除颤器;下肢气体压缩装置;紧急气道插管设备;无创呼吸机等。对所有承重的设备需要进行承重实验,并标注承重千克数。

手术室设备:针对患者的具体情况,手术室可能需要以下设备:如电动加宽手术台(足够安全的承重能力);妥善固定患者的装置;起重/转移设备和仪器;超长腹部器械组;适当尺寸的牵开器;43～46 cm的腹腔镜;加长可视喉镜或者纤支镜;肥胖患者专用的ICU和PACU,麻醉后和重症监护病房(ICU)应配备专用床。同时需要有经过专门培训的人员。

诊断和介入设备:需要特殊的诊断和介入设备来支持和容纳减重患者,此类设备应包括:X射线和超声波、宽体计算机断层扫描(CT)、磁共振成像(MRI)、透视机,介入设备,加长穿刺针等。配备电子胃镜,并有符合资质的内镜下治疗医师。

第二节　安全策略与术前评估

一、减少医疗差错的策略

社会对肥胖的认识不足以及对并发症的低容忍度,注定了我们需要花更多的精力在患者的安全管理上。

医院应制定合规计划和报告系统,鼓励所有员工报告管理漏洞以及流程缺陷,以提供安全的患者照护,提倡规定保密性和善意报告的不追责政策。通过两种方法,即:执行人员巡视制度和事件报告系统,似乎有助于建立一个无过失的环境。在这种环境中,可以安全地报告和适当地解决肥胖患者的照护问题。

减少医疗差错最重要的首先是需要制定流程和规范,从患者的体表手术标识、术式选择到手术流程、出院、随访、急诊处理等,都需要进行制定流程,并制定相应的质控考核标准;其次是及时发现问题并做出改正,医疗质量持续改进,鼓励大家进行风险防范和提出修改建议。

二、减少用药错误

　　肥胖患者的用药和正常体重的人是不一样的,在闭环系统中使用条形码技术(即包括向患者实际给药的系统)有助于正确给药。对患者腕带、药瓶或药包上条形码的匹配扫描可防止药物的不当递送,以确保可记账、即时记录和准确的库存跟踪。条形码技术还用于标本采集和处理,以最大限度地减少采集、运输和实验室处理过程中的误认。

　　条形码技术是应用于给药、治疗核对技术之一,其他可以减少错误的应用包括带有决策支持的计算机化医嘱输入、自动配药设备和电子药物管理。数据表明,计算机化的医嘱输入可以减少50%的用药错误,这些错误是由难以辨认的手写文字、相似的品牌名称或小数点错位引起的转录错误造成的。嵌入式决策支持系统通过向医生提供相关提示,包括过敏、剂量误差、给药频率或给药途径、潜在的不良药物相互作用,以及肝脏、肾脏或其他对特定药物的作用或代谢产生不利影响的病理状态。

　　建议医疗机构药物和专科治疗委员会为减重患者制定和推广适当的基于体重的常用药物剂量,包括:镇痛药、硬膜外方案、患者控制的镇痛药、抗焦虑药、预防深静脉血栓形成药物(低分子肝素)等。

三、患者的术前评估与检查

评估必须包括全面的病史、心理社会史、体格检查和适当的实验室测试,以评估手术风险。由于知情同意是一个动态过程,因此必须与患者就风险和收益、术式选择、外科医生和医疗机构的选择进行彻底讨论,以及长期随访和维生素补充的需要(包括维持适当随访和营养补充所需的费用)。另外,必须向患者提供在文化和教育上相适应的教育材料(纸质,电子),以及参加类似的术前教育课程。

同意书应包括外科医生对提供的特定手术的介绍,以及可能存在的风险、并发症、随访要求等。

术前检查表(包括生活方式调查)

√	完整病史和身体状况(与肥胖相关的共病、肥胖原因、体重、BMI、减肥史、承诺和与手术风险相关的排除)。
√	常规实验室检查(包括空腹血糖和血脂、肾功能、肝功能、血脂、尿液分析、凝血酶原时间/INR、血型和CBC)。
√	通过铁检测、维生素 B_{12} 和叶酸(同型半胱氨酸、甲基丙二酸可选)和维生素 D(维生素 A 和 E 可选)进行营养筛选;考虑吸收不良术式患者可能需要更广泛的测试。
√	如果怀疑有心脏病或肺动脉高压,通过睡眠呼吸暂停筛查(ECG、CSR和超声心动图)进行心肺评估;深静脉血栓形成评估(如有临床指示)。
√	胃肠道评估:在高患病率地区进行幽门螺杆菌筛查;胆囊评估和胃镜检查。

✓	内分泌评估:疑似或诊断为糖尿病前期或糖尿病的 HbA1C;有症状或甲状腺疾病风险增加的 TSH 检查;怀疑多囊卵巢综合征的雄激素(睾酮,DHEA,Δ4 -雄烯二酮);临床怀疑库欣综合征的筛查测试(地塞米松试验),24 小时尿游离皮质醇。同时要做糖尿病的功能检测。
✓	生活方式医学评价:健康饮食指数;心血管健康;力量训练;睡眠卫生(持续时间和质量);心情与幸福;酒精使用;药物滥用;社区活动参与程度等。
✓	临床营养评价量表
✓	社会心理行为评估量表
✓	评估个人心理健康及意愿
✓	记录减肥手术的医学必要性
✓	家族病史以及意愿
✓	提供相关医保,商业保险支付信息
✓	术前减重计划与指导
✓	优化血糖控制
✓	怀孕咨询及检查
✓	戒烟戒酒咨询
✓	癌症筛查

第三节 术前管理和教育

一、术前伴发病的处理

术前伴发病的处理是至关重要的,以下根据 2019 版 ASMBS/ACS 等联合发布的指南,进行术前管理指导,并标注临床证据级别(A、B、C、D)。

血糖管理:术前血糖控制必须使用糖尿病综合照护计划进行优化,包括健康低热量饮食模式、医学营养治疗、体育活动以及必要的药物治疗(A 级)。术前血糖控制的合理目标可能与缩短住院时间和改善减重手术结果有关,包括糖化血红蛋白 A1C(HbA1C)值为 $6.5\%\sim7.0\%$ 或更低,围手术期血糖水平为 $80\sim180$ mg/dL(B 级)。建议患者采用更宽松的术前目标,如 HbA1C 值为 $7\%\sim8\%$($53\sim64$ mmol/L)即可。

患有晚期微血管或大血管并发症、广泛的共病情况或长期糖尿病的患者,尽管付出了大量努力,但总目标往往仍难以实现(A 级)。对于 HbA1C$>8\%$ 或糖尿病难以控制的患者,临床判断决定是否需要和何时进行减重手术(D 级)。

甲状腺管理:ASMBS 不建议在减肥手术前用促甲状腺激素

(TSH)水平对原发性甲状腺功能减退症进行常规筛查,只有在有甲状腺功能减退的临床证据时(B 级),发现甲状腺功能低下的患者必须接受左甲状腺素单药治疗(A 级),在中国的 2019 版指南中建议常规检查甲状腺功能。

血脂控制:所有肥胖患者均应获得空腹血脂水平(A 级),应根据现有和现行临床实践指南对高血脂进行降脂治疗(CPG)(D 级)。

女性避孕等:减重手术的患者应避免术前怀孕和术后 12～18 个月怀孕(D 级),减重手术后过早怀孕的妇女应接受可能出现体重增加、需要营养支持以及担心胎儿健康的问题(C 级),所有育龄妇女在减肥手术前后(D 级)应接受避孕选择咨询,接受 Roux-en-Y 胃旁路术(RYGB)或其他吸收不良手术的患者,应咨询非口服避孕药治疗(D 级)。减重手术后怀孕的患者应每三个月进行营养监测和实验室筛查,以确定是否营养缺乏,包括铁、叶酸、维生素 B_{12}、维生素 D 和钙,如果在施行吸收不良手术后,还应进行脂溶性维生素、锌和铜等监测(D 级)。

在减肥手术前应停止雌激素治疗(绝经前妇女口服避孕药 1 个周期;绝经后妇女接受 3 周激素替代治疗),以降低术后血栓栓塞的风险(D 级)。应告知育龄期妇女,经过减重手术(D 级)后,她们的生育状况可能会有所改善,更应该注意避孕。

心电图检查:心电图和其他非侵入性心脏检查的必要性是根据个体危险因素、病史和体检结果确定的,并应基于最新的美国心脏病学会/美国心脏协会围手术期心血管评估和管理指南

（D级）。已知心脏病的患者在进行减重手术之前需要进行正式的心脏病咨询（D级），有心脏病风险的患者必须接受围手术期β-肾上腺素能阻滞剂治疗（A级）。

睡眠障碍筛查：在接受减重手术评估的患者中，应考虑OSA的临床筛查（如果筛查试验呈阳性，则进行确认性多导睡眠图检查）（C级）。患有内在肺部疾病或睡眠模式紊乱的患者应进行正式的肺部评估，包括动脉血气测量，要明白结果将改变对患者的治疗措施。

避免吸烟：所有患者必须始终避免吸烟。特别是，吸烟的患者应尽快戒烟，最好是1年，至少应在减肥手术前6周戒烟（A级）。此外，鉴于伤口愈合不良、吻合口溃疡和整体健康受损的风险增加，减肥手术后必须避免吸烟（A级），结构化强化戒断计划优于一般建议，应予以实施（D级）。

影像学检查：在进行减重手术前，应通过影像学检查、上消化道系列检查或内窥镜检查（D级）评估具有临床意义的胃肠道（GI）症状。所有接受袖状胃切除术（SG）（D级）评估的患者均可考虑使用术前内镜检查。

不建议将影像学检查作为肝病的常规筛查（B级）。腹部超声用于评估症状性胆道疾病和肝功能升高试验（C级）。腹部超声或弹性成像可能有助于鉴别NAFLD，但可能不是诊断性的（B级）。在进行减重手术时，可考虑进行肝活检，以记录脂肪性肝炎和/或肝硬化，否则可能因影像学和/或肝功能检查的正常外观而未知（C级），建议对具有临床意义和持续性肝功能异常的患者进行综合评估（A 级）。

由合格的行为健康专业人员，即在公认的行为健康学科（如心理学、社会工作、精神病学、精神病护理等）进行的正式心理社会行为评估，需具有与肥胖、饮食失调和/或肥胖相关的专业知识和培训（C 级）。

在进行减重手术之前，所有患者都需要评估环境、家庭和行为因素以及自杀风险（C 级）。考虑进行减肥手术的任何患者，如果患有已知或疑似精神疾病，或药物滥用或依赖，应在手术前接受正式的心理健康评估（C 级）。在 RYGB 和 SG 之后，高危人群可能因为不能饮酒或者不能缓解性进食导致风险（C 级）。

二、术前减重

关于术前减重，所有接受减肥手术的患者，尤其是手术风险较高的患者，都可以建议术前减重，因为减重手术有好处。BMI 高于 $50\ kg/m^2$ 的患者似乎肝脏过大，这被认为是增加技术上困难，患有共病的患者可能受益更多。

在体重指数为 $35\sim40\ kg/m^2$ 的肥胖患者中，肝脏可能有额外的糖原、水和脂肪沉积，因此，在这些患者的手术过程中，预计肝脏牵拉暴露困难，通过在手术前进行限制热量的饮食，糖原、水分和脂肪的沉积量将减少，从而允许外科医生安全地抬举肝脏并暴露胃和肠。

然而，尽管进行了饮食热量限制，一些患者仍可能体重增加,可能无法达到理想的减肥水平;然而,他们不应该被剥夺手术的权利,因为手术是在严重肥胖患者中实现健康减重的最有效方法。研究表明,体重减少 10% 或以上、脂肪减少 3 kg 或多余体重减少 5% 可能与肝脏体积减小和手术时间缩短有关,在评估术前减肥过程的研究中,无论饮食类型如何,开始限制热量以实现目标的时间从 2～12 周不等。总之,获得肝脏体积减小或体重减轻益处所需的最短时间为 2 周,平均持续时间为 4 周。

三种低热量饮食的类型:

(1)低卡路里饮食:推荐每日卡路里摄入量为 800～1200 千卡。控制部分"常规"食物或高蛋白补充剂。

(2)极低卡路里饮食:推荐每日卡路里摄入量为 500～800 千卡。

(3)液体低能量配方饮食:一种低热量或极低热量的饮食,包括以粉末为基础的膳食。例如:剑桥减肥计划,每天有 4 顿奶粉、1 升脱脂牛奶、295 克蔬菜和 100 克低脂酸奶,每天卡路里供应为 1000 千卡。

为了防止瘦体重的损失,每天的蛋白质摄入量应该仔细调整。需要仔细的医疗监督,以早期诊断和处理一些可能的、通常轻微的副作用,包括胆结石、易感冒、脱发、头痛、疲劳、头晕、容量不足(伴有电解质异常)、肌肉痉挛和便秘,并防止不寻常的严重并发症。

第四节　术后活动和妊娠的教育

一、术后活动的教育

术后活动的指导和教育应该从肥胖患者入院就开始进行，减重个案管理师或者运动康复医师在术前进行方案制定，进行个体化术后运动指导。

应鼓励患者从手术后当天起离开病床，短距离床边步行，开始体力活动；然后在接下来的几天里通过进一步的病房步行逐渐增加体力活动。腹腔镜手术后两周，在外科医生的许可下，患者可以开始每日运动，直至达到疼痛阈值。在开放手术中，这一时间可能更长。在前 4 周，推荐的体育活动计划包括四处走动、深呼吸和进行正常的日常活动，在 4～6 周内，患者可以在外科医生的许可和监督下逐渐增加活动。争取每周锻炼 3～5 次，总的时间在 150～200 min，主要为快走、慢跑、游泳、骑自行车、跳舞等。但应避免在术后前 6 周举重超过 10 千克，以及避免在术后前 8～12 周进行腹部锻炼。在术后最初几个月内，患者应在无痛范围内、在监督下逐渐提高活动水平，并避免高强度运动。因此，肥胖患者应该有良好的指导，制定切实可行的目标，并考虑他们的愈合过程，以防止任何运动造成的伤害，应同时鼓励他们避免长时间休息和固定体位。

以前的大多数研究都强调了减重手术后有氧和抗阻力训练的潜在影响，但目前仍没有确定的拉伸或核心躯干运动的指南。然而，伸展身体进行热身似乎是安全的，无疼痛拉伸远离手术部位应没有禁忌证。如果由于拉伸导致患者手术后的情况出现疼痛或者不适问题，则可以修改该练习，例如，通过坐在椅子上获得帮助来拉伸腘绳肌或股四头肌。

对于减重手术后开始核心训练或者腹部训练没有确切的建议，然而，根据一般指南建议，患者可以在术后第二天开始深呼吸，并继续做简单的练习，如腹式呼吸、深呼吸等。核心练习应在无痛范围内进行，并逐渐增加，数周后逐渐增加高抬腿、折弯、仰卧起坐等训练，持续时间在很大程度上取决于患者的整体状况。

在国内，减重代谢外科患者缺乏就近的社区术后健康指导，因此需要强调运动康复师或减重个案管理师对患者的教育和指导作用，在多学科团队的支持下对患者从入院到出院进行饮食和运动的指导，包括运动的调适和避免伤害。

二、术后妊娠的教育

减重手术患者 70% 以上是女性，术后有生育的需求，有的女性甚至就是因为不孕而求助于减重手术。减重手术对激素参数有积极影响,雌激素和睾酮显著降低,FSH、LH 和 SHBG 增加。此外,观察到 TSH 水平降低,游离 T4 没有变化,游离皮质醇增加,皮质醇结合蛋白减少。有报道显示,减肥手术后的女性月经周期正常,排卵正常,更多的是自发受孕。最近一项关于肥胖患者性腺功能障碍和减肥手术后性腺功能恢复的系统研究发现,36%的女性术前患有多囊卵巢综合征,手术干预后,96%的妇女因减肥手术而出现高雄激素血症症状减轻和月经异常改善。

要反复教育女性患者术后特别容易怀孕,减肥手术导致的体重减轻可以提高生育能力,因此临床医生有更多的理由与这种情况下的患者讨论避孕策略,对妊娠时机以及围产期的教育尤为重要。目前都是基于回顾性研究临床证据,总的来说,无论是胃旁路术还是袖状胃切除术,甚至胆胰转流术,并不影响患者怀孕,而是更有利于患者多囊卵巢综合征的缓解。绝大多数的研究表明,在术后的早期会有大量的卵泡成熟,但是术后过早怀孕可能因为体重下降以及激素的调整等导致胚停、流产或者潜在的维生素缺乏而出现胎儿畸形等可能。

母亲经减重手术后的新生儿的并发症包括新生儿评分低以及入新生儿监护室的比例等,和非减重组类似。我们的研究结果表明,RYGB 术后新生儿平均体重 2.9 千克,低于 SG 术后的平均体重3.13 千克,SG+JJB 术后出生的新生儿体重和 RYGB 类似。

关于指导避孕方法选择的循证文献很少。虽然大多数指南建议节育环避孕,口服避孕药被认为在肥胖妇女中不太可靠,有的文献认为减重术后可能对药物吸收功能降低,虽然存在关于疗效的相互矛盾的数据,但与正常体重的女性相比,减重术后女性的口服避孕药失败率通常并不高。含雌激素的节育措施,如联合口服避孕药,是预防妊娠的常用策略,但对静脉血栓栓塞(VTE)有额外的安全风险,应在围手术期进行适当管理。建议绝经前妇女在术前停止任何含雌激素的治疗 1 个周期(28 天),以降低 VTE 的风险。

有研究结果表明,在 Roux-en-Y 胃旁路术(RYGB)手术后,左炔诺孕酮(LNG)和炔雌醇(EE)的吸收不受影响,表明这些药物在术后的潜在有效性。特别是,研究者发现 LNG 的生物利用度接近给药剂量的 100%;LNG 通过抑制促黄体激素峰值来抑制排卵。临床药剂师拥有适当的知识基础和技能,能够告知患者避孕措施,同时权衡围手术期及以后的风险。这些药学专家加入多学科团队可以提供大量的患者咨询和药物治疗管理,通常包括避孕讨论。有关避孕治疗选择的临床决策可以作为减肥手术中的常规护理标准。

对术后的最佳妊娠时间一直有争议,大多数的指南建议在 12~24 个月以后再怀孕,过早妊娠可能胎儿偏小、新生儿体重偏低,但是还是要结合患者自身的具体情况,比如体重指数不是很大的患者,术后数月体重就达到正常体重,排卵正常,是否需要等待 1 年以上? 有研究者认为,体重稳定 2 个月以上就可以考虑妊娠。目前中国的 2019 版指南建议术后 1 年以后再怀孕。

如果怀孕过早发生在最大体重减轻的时间内,会让减重妇女处于两难境地。建议母亲和胎儿的短期定期进行内分泌和代谢检查,记录总体健康状况、体重曲线、血液参数、营养行为和营养摄入,并提供建议(如有必要,必须规定补充足够的矿物质、微量元素和维生素)。定期产科检查监测胎儿生物测量,记录胎儿的生长和健康状况、母亲的一般健康状况,以及计划进一步妊娠和分娩方式,是必要的。如果不能排除手术相关并发症,代谢外科医生需要尽早介入。建议在具有经验丰富的跨学科团队和新生儿重症监护病房的三级医疗中心计划分娩。

一般建议备孕三个月左右,进行检查、调整、治疗,减肥手术后的孕妇至少每三个月需要在专门机构接受定期检查。重要的是必须检查营养状况,并在早期发现营养不足,并设法预防。检查还包括至少每三个月进行一次的血液取样,项目包括全血计数,临床化学,凝血,维生素 A、D、E、K、B_{12},铁状态,叶酸,甲状旁腺激素和蛋白质、白蛋白、HbA1c、葡萄糖和 TSH 等。

一般来说,减重手术不应被视为自然分娩的禁忌,然而,不同的报道发现剖宫产率存在巨大差异,手术女性的剖宫产率约为 18%～60%,而对照组为 14%～29%。

减肥手术后怀孕期间体重增加较低,在最近一项包括 RYGB 术后妇女的小型研究中发现,平均妊娠体重增加 3.8± 1.2 千克,并且在比较术后第一年之前或之后怀孕的妇女时,未发现妊娠体重增加的差异。手术和受孕之间的时间间隔可能会影响妊娠期体重增加和产后体重减轻。胎儿生长需要在较短的时间间隔内进行监测。在体重增加低于建议值的妇女中,据报道

SGA 和早产的风险较高,分娩后孕妇的体重没有明显的增加。

妊娠期间维生素和矿物质补充的剂量缺少统一标准,差别较大,一般建议要全面补充,要超过每日需要量;另外需要定期复查,及时营养调整。

哺乳期是后代发育的重要时期。在哺乳期,建议减肥手术后的妇女每隔 3 个月定期检查一次。如果妊娠期出现高血糖,建议在出生后 4~12 周监测空腹血糖或 HbA1c,以验证产后血糖控制受损。由于低血糖不良事件的高风险和餐后血糖水平的高变异性,不建议进行口服葡萄糖耐量试验。建议控制空腹血糖和 HbA1c,如果血糖和 HbA1c 超过 126 mg/dl 或 6.5%(5.6 mmol/L)则可诊断为糖尿病。

减重术后妇女的妊娠应该由外科医生、妇产科医生、营养医生以及产前检查医生组成,倡导至少 3 个月一次的复查和跟踪、营养指导以及围手术期的各种情况的处理(如胆结石、肾结石等)。

第五节 制度建设与流程管理

减重代谢外科作为新兴的专业,从患者的选择和筛查、到手术术式的选择以及术后的管理等,需要制定临床路径以及操作流程,从而减少差错以及并发症等。

患者的筛选严格按照指南推荐的标准进行,首先要避免不

需要手术的患者被接受手术治疗,包括那些低体重者(BMI<
27.5 kg/m²),有严重的精神疾病或者胰岛素自身分泌障碍,以
及自身免疫性糖尿病,罕见基因缺陷疾病等的患者。在筛查的
过程中要重视病史询问,在交流的过程中以及问卷调查中可以
发现抑郁症、焦虑症甚至精神分裂的患者,要重视对患者家属的
教育,树立正确的减重手术理念,不是"一刀下去万事大吉",要
培训家属共同做好术后的管理指导监督工作。因此需要制定临
床护理路径,以及个案管理的教育路径,同时对术前检查筛查的
项目固定化,对特殊患者实行多学科团队会诊制,术后的应急处
理急诊流程等。

对于外科医生来说,术式选择依然是一个需要仔细考虑的
事情,目前在 2019 版的中国指南中推荐的主要是 SG 和 RYGB
两种术式,2021 年补充推荐了 SADIS 以及 SG+DJB 术式,同时
对于单吻合口的胃旁路术(OAGB)予以肯定。任何手术都有其
优缺点,不能说只要胖了就一律做 SG,也不能没有伦理的支持,
同时还要在患者知情的情况下开展新的手术术式。患者的病情
是复杂的,常见的两种术式并不能满足临床需求,减重降糖的术
式都有学习曲线,风险更高,因此要尽早制定手术的操作流程,
既要结合实际,考虑到可行性,又要满足快速康复(ERAS)和符
合指南的要求。

在制定手术操作流程的同时,需要由手术室护理及麻醉团
队制定相应的操作流程,使手术室配合形成固定的模式,避免发
生差错,减少术中的各种意外情况,制定流程要强调细节,包括

支撑胃管的置放职责、所需要耗材的提前申请到位、患者的搬动以及转运的职责等,因为对于肥胖患者来说每个细节都可能产生意外和并发症,不能掉以轻心。

随访的流程尤其需要创新性思维,目前由个案管理师牵头进行多学科随访是比较切合实际的策略,制定随访流程,在相对固定的时间地点对患者进行面诊。江苏省人民医院实行一站式复诊,患者在复诊室完成抽血、体检、问卷、多学科咨询等,避免患者的多次排队以及数据采集的困难。随访的数据管理建议采用电子表格登记,便于长期保存,统计分析。

患者从入院到出院的整个过程的每个环节都需要制定护理流程,从入院教育的临床护理路径到手术的术中护理流程,从住院期间的安全护理措施到出院的考核教育的内容、携带的资料等,都要制定适合自身需求的制度和流程。

建立组织标本库是提升科室科研产出的重要基础,在完善数据库的同时要尽量做好标准化组织标本库建设,包括血清、腹腔脂肪、皮下脂肪等。需要强调的是,组织库建设需要医院伦理审查、患者的知情同意以及组织库的质量控制标准。

减重代谢外科的流程化管理可以避免细节的遗漏,从而降低差错率和并发症。制定标准不是终点,还需要质量持续改进计划,不断优化管理流程,提高效率,促进快速康复,使患者获益最大化。

(梁辉)

第三章

肥胖与糖尿病的诊断及分型

肥胖是对健康构成风险的脂肪异常或过度积累，目前，肥胖已经成为过全球性的公共卫生及医疗问题。根据 WHO 的数据，截止到 2016 年，全球肥胖人数超过 6.5 亿，占总人口数的 13%。我国的肥胖人口数量也在迅速上升，根据《中国居民营养与慢性病状况报告（2020 年）》最新数据，目前中国成年居民超重率为 34.3%、肥胖率为 16.4%。肥胖增加了高血压、冠心病、2 型糖尿病、骨关节病、恶性肿瘤等相关伴发疾病的危险性，对公众健康构成严重威胁，极大地增加了社会医疗负担。

第一节　肥胖的分型

肥胖症可分为原发性及继发性两大类。

一、原发性肥胖

　　虽然肥胖常被描述为一种"内分泌"疾病,但有显著内分泌功能障碍的却不到 1%。这类排除了明显神经、内分泌系统病变及遗传性疾病的肥胖症被定义为单纯性肥胖。从病因方面分析,可能导致肥胖的因素包括:静态生活方式、戒烟、饮食(哺乳、过量饮食、高脂高糖饮食、高饮食频率、暴饮暴食、夜间饮食综合征等)、社会经济因素和心理因素(贫穷、抑郁症等)等。

二、继发性肥胖

　　继发性肥胖是以某种疾病为原发病的症状性肥胖,临床上少见或罕见,仅占肥胖患者中的 1% 以下。

(一)内分泌障碍性肥胖

　　1. 下丘脑疾病　　可由下丘脑本身病变或垂体病变影响下丘脑,或中脑、第三脑室病变引起。病变性质可为炎症、肿瘤(尤其是颅咽管瘤)、外伤等。一些病人发生进食过多性肥胖,大多数有下丘脑部位的肿瘤手术史。通常根据病史、体格检查和脑电图检查即可作出诊断。

　　2. 垂体和肾上腺功能障碍　　垂体前叶细胞瘤,分泌过多的ACTH,使双侧肾上腺皮质增生,产生过多的皮质醇,导致向心性肥胖,称为柯兴氏综合征(Cushing's Syndrome)。柯兴氏综合征也可能有其他不同的病因,包括外源性糖皮质激素、原发性肾上腺病变和产生大量 ACTH 的副癌综合征。柯兴氏综合征主要表现为身体中心位置的脂肪细胞扩增,而四肢的脂肪细胞增生不明显,常伴有高血压和糖尿病。

3. 甲状腺疾病　见于甲状腺功能减退症患者,其体重的增加实际主要是水肿所导致。较之肥胖,更为明显的症状是有面容臃肿,皮肤呈苍白色,乏力、脱发,反应迟钝,表情淡漠。甲状腺替代治疗可得到缓解。

4. 生长激素缺乏症　与生长激素分泌正常的人群相比,患有生长激素缺乏症的儿童与成人会出现明显的去脂体重的下降和脂肪量的升高。生长激素可以选择性地降低内脏脂肪量,而伴随年龄的增长,生长激素的分泌量会逐渐下降,这可能也是中老年肥胖的诱因之一。

(二)药物性肥胖

一些药物会诱导肥胖的发生,主要是一些精神类药物和激素。药物往往不会导致真正的病态性肥胖,但是一些使用大剂量精神类药物、糖皮质激素或丙戊酸钠的患者,存在出现病态性肥胖的风险。

导致体重增加的药物种类详见表 3-1。

表 3 - 1 临床使用中可以导致体重增加的药物

种类	相关药物
精神安定类药物	甲硫哒嗪、奥氮平、喹硫平、利培酮、氯氮平
抗抑郁药（三环抗抑郁药、单胺氧化酶抑制剂、选择性 5-羟色胺再摄取抑制剂）	阿米替林、去甲替林丙咪嗪、米氮平、帕罗西汀
抗痉挛药	丙戊酸钠、卡马西平、加巴喷丁
糖尿病治疗药物	胰岛素、磺酰脲类药物、噻唑烷二酮类
抗组胺类药物（肾上腺素能神经阻断药）	赛庚啶、心得安、特拉唑嗪
甾体类激素	避孕药、糖皮质激素、孕激素

（三）先天异常性肥胖

多由遗传基因及染色体异常所致。

1. 单基因缺陷　目前已经发现人类的 7 个单基因突变可以分别不依赖环境而导致个体严重肥胖，这类肥胖称为单基因肥胖（monogenic obesity）。单基因肥胖的特点是早发性极度肥胖，表型个体出生后 2～3 周即开始表现嗜食和体重明显增加，成年后 BMI 一般都大于 40。目前，其突变可以导致人类单基因肥胖的 7 个基因已经被克隆，即编码 Leptin 的 OB 基因、编码 Leptin 受体 Leptin-R 的 LEPR 基因、编码黑皮素原（Pro-opiomelanocortin、POMC）的 POMC 基因、编码黑皮素 4 受体（melanocortin-4 receptor，MC4R）的 MC4R 基因、编码 Sim 的 SIM1 基因和编码过氧化物酶体增值物激活受体 r2（peroxisome pro-

liferator-activated receptor，PPAR r2)的 PPAR r2 基因。

2. 多基因缺陷　有一些先天性肥胖是由于多种基因缺陷所致，这类患者除了出现病态性肥胖之外，还会有其他多种临床症状。

（1）普拉德-威利综合征（Prader-Willi syndrome，PWS，俗称小胖威利综合征）：又称肌张力低下-智能障碍-性腺发育滞后-肥胖综合征，由父源染色体 15q11.2～q13 区域印记基因的功能缺陷所致。其主要特征包括：①新生儿和婴儿期肌张力低下，吸吮能力差；②婴儿期喂养、存活困难；③1～6 岁间体重过快增加，肥胖，贪食；④特征性面容：婴儿期头颅长、窄脸、杏仁眼、小嘴、薄上唇、嘴角向下（三种或以上）；⑤外生殖器小、青春期发育延迟或发育不良、青春期性征发育延迟；⑥发育迟缓，智力障碍。

（2）巴德-毕德氏综合征（Bardet-Biedl syndrome，BBS）：有肥胖、智力低下、色素性视网膜炎、多指（趾）畸形、肾脏异常、生殖器官发育不全六主征。BBS 为常染色体隐性遗传病，近亲婚配发病率增高。BBS 非等位基因遗传异质性已被证实，至少已有 16 个基因被定位，编码为 BBS1～16，其中位于 1q13 的 BBS1 基因（20%）和位于 12q 的 BBS10 基因（30%）最为重要。

与肥胖有关的多基因缺陷遗传病还包括 Alstrom 综合征、Cohen's 综合征、Carpenter's 综合征、Type 2 Biemond 综合征、McKusick-Kaplan 综合征等，这类疾病多在婴幼儿期发病，临床上通过详细了解病史往往可以得到鉴别和诊断。

第二节　糖尿病的分型

2 型糖尿病是肥胖最常见的并发症之一,根据我国 2017 年的调查结果显示:BMI 在 $25\sim30$ kg/m^2 的人群中,糖尿病患病率为 13.8%;而在 BMI$\geqslant$30 kg/m^2 的人群中,糖尿病患病率达到了 20.1%。糖尿病是减重代谢外科必须面对的重要合并症。

目前,我国 2 型糖尿病的分型仍采用世界卫生组织(WHO)1999 年提出的糖尿病分型体系,根据病因学证据将糖尿病分为四种类型,即 1 型糖尿病(T1DM)、2 型糖尿病(T2DM)、特殊类型糖尿病和妊娠期糖尿病。

一、1 型糖尿病

1 型糖尿病病因和发病机制尚未完全明了,其显著的病理学和病理生理学特征是胰岛 β 细胞数量显著减少乃至消失所导致的胰岛素分泌显著下降或消失。1 型糖尿病包括免疫介导型(1A)和特发性 1 型糖尿病(1B)。

免疫介导型 1 型糖尿病具有标准的 1 型糖尿病临床表现:年轻时发病,发病年龄通常小于 30 岁;"多食、多饮、多尿,体重减少"症状明显;常以酮症或酮症酸中毒起病;非肥胖体型;空腹或餐后的血清 C 肽浓度明显降低,血清学检查出现胰岛自身免疫标记物,如谷氨酸脱羧酶抗体(GADA)、胰岛细胞抗体(ICA)、胰岛细胞抗原 2 抗体(IA 2A)、锌转运体 8 抗体(ZnT8A)等。

特发性 1 型糖尿病则是指现出 1 型糖尿病临床症状后,没有自身免疫机制参与的证据。这部分患者一般有明显的家族史,年轻时发病,常以酮症或酮症酸中毒起病,需要胰岛素治疗,但病程中胰岛 β 功能并不一定呈进行性减退。

值得注意的一类特殊类型的糖尿病是成人隐匿性自身免疫性糖尿病(latent autoimmune diabetes in adults,LADA)。因为此类糖尿病患者存在慢性自身免疫性 β 细胞破坏,2021 年美国糖尿病协会标准(ADA)强调所有由自身免疫性 β 细胞破坏介导的糖尿病,包括 LADA,均应归属于 1 型糖尿病范畴。

二、2 型糖尿病

2 型糖尿病的病因和发病机制目前亦不明确,其显著的病理生理学特征为胰岛素调控葡萄糖代谢能力的下降(胰岛素抵抗)伴胰岛 β 细胞功能缺陷所导致的胰岛素分泌减少或相对减少。

三、特殊类型糖尿病

特殊类型糖尿病是病因学相对明确的糖尿病,主要包括如下几类:

(1)胰岛β细胞功能单基因缺陷:葡萄糖激酶(GCK)基因突变[青少年的成人起病型糖尿病(MODY)2];肝细胞核因子1α(HNF 1α)基因突变(MODY3);肝细胞核因子4α(HNF 4α)基因突变(MODY1);肝细胞核因子1β(HNF1β)基因突变(MODY5);线粒体DNA3243突变[母系遗传的糖尿病和耳聋(MIDD)];钾离子通道KCNJ11基因突变[永久性新生儿糖尿病(PNDM)];钾离子通道KCNJ11基因突变[发育迟缓癫痫和新生儿糖尿病(DEND)];染色体6Q24印迹异常[暂时性新生儿糖尿病(TNDM)];ATP结合盒亚家族成员8(ABCC8)基因突变(MODY12);胰岛素(INS)基因突变(PNDM);WFS1基因突变(WOLFRAM综合征);FOXP3基因突变(IPEX综合征);EIF2AK3基因突变(WOLCOTT RALLISON综合征)。

(2)胰岛素作用单基因缺陷:胰岛素受体基因突变(A型胰岛素抵抗、矮妖精貌综合征、RABSON MENDENHALL综合征);PPARG基因突变或LMNA基因突变(家族性部分脂肪营养不良);AGPAT2基因突变或BSCL2基因突变(先天性全身脂肪营养不良)。

(3)胰源性糖尿病:纤维钙化性胰腺病、胰腺炎、创伤/胰腺切除术、胰腺肿瘤、囊性纤维化血色病等。

（4）内分泌疾病：库欣综合征、肢端肥大症、嗜铬细胞瘤、胰高糖素瘤、甲状腺功能亢进症、生长抑素瘤、原发性醛固酮增多症等。

（5）药物或化学品所致糖尿病：糖皮质激素、某些抗肿瘤药、免疫检查点抑制剂、α干扰素等。

（6）感染：先天性风疹、巨细胞病毒、腺病毒、流行性腮腺炎病毒等。

（7）不常见的免疫介导性糖尿病：僵人综合征、胰岛素自身免疫综合征、胰岛素受体抗体等。

（8）其他与糖尿病相关的遗传综合征：Down综合征、Friedreich共济失调、Huntington舞蹈病、Klinefelter综合征、Laurence Moon Beidel综合征、强直性肌营养不良、卟啉病、Prader Willi综合征、Turner综合征等。

四、妊娠期糖尿病

妊娠期糖尿病是指在妊娠前糖代谢正常或有潜在的糖耐量减退的女性，在妊娠过程中出现血糖异常。妊娠期糖尿病分为妊娠期糖尿病（GDM）和妊娠期显性糖尿病（ODM）两种。

（1）妊娠期糖尿病（GDM）：GDM是指妊娠期间发生的糖代谢异常，但血糖未达到显性糖尿病的水平，占妊娠期高血糖的83.6％。诊断标准为：孕期任何时间行75 g口服葡萄糖耐量试验（OGTT），5.1 mmol/L≤空腹血糖＜7.0 mmol/L，OGTT 1 小时血糖≥10.0 mmol/L，8.5 mmol/L≤OGTT 2 小时血糖＜11.1 mmol/L，任一个点血糖达到上述标准即诊断 GDM。由于空腹血糖随孕期进展逐渐下降，孕早期单纯空腹血糖＞5.1 mmol/L不能诊断 GDM，需要随访。

（2）妊娠期显性糖尿病（ODM）：也称妊娠期间的糖尿病，指孕期任何时间被发现且达到非孕人群糖尿病诊断标准，约占孕期高血糖的 8.5%。

值得注意的是，时隔 20 年，2019 年 4 月 21 日，世界卫生组织更新了糖尿病分型，将糖尿病分为 1 型糖尿病、2 型糖尿病、混合型糖尿病（Hybrid forms of diabetes）、其他特殊类型糖尿病、妊娠期首次发现的高血糖和未分类糖尿病（Unclassified diabetes）六大类。其中，T1DM 不再细分免疫介导型和特发性两大亚类；混合型糖尿病则归入了缓慢进展的免疫介导成人糖尿病和酮症倾向的成人 2 型糖尿病。并指出缓慢进展的免疫介导成人糖尿病和 1 型糖尿病之间的相对差异包括肥胖、具有代谢综合征的特征、保留更多 β 细胞功能、表达单一胰岛自身抗体阳性（主要是谷氨酸脱羧酶 65，GAD65），及携带转录因子 7 类似物 2（transcription factor 7-LIKE 2，TCF7L2）基因多态性。未分类糖尿病则作为一个诊断过程中的临时类别出现，对于那些诊断不明确的患者，如同时患有 T1DM 和超重或肥胖的儿童和年轻人；非 T1DM，伴有酮症或酮症酸中毒的患者等等，在他们尚未确诊的一定阶段内，可以归入这一类别。

尽管 2019 年 WHO 标准与 2020 年中国标准，2021 年 ADA 标准推荐的糖尿病分型有所差异，但可以从分型的方式和强调的内容中可以看出，对于 β 细胞破坏或功能障碍的具体机制研究将会为未来的糖尿病分型提供新的证据。

（管蔚）

第四章

肥胖的伴发疾病

肥胖症是体内脂肪堆积过多和(或)分布异常所引起的慢性代谢性疾病,是由遗传和环境因素等多种因素相互作用引起体内脂肪积聚所致。肥胖症常具有腹部脂肪积聚过多的特点,并且与高血压、冠状动脉粥样硬化性心脏病、2型糖尿病、血脂异常、睡眠呼吸暂停综合征、骨关节病、某些恶性肿瘤等的发生密切相关。这一系列并发症及相关疾病(见表4-1)严重危害着患者的生活质量,甚至影响预期寿命。

表4-1　肥胖相关疾病及并发症

内分泌和代谢疾病
2型糖尿病、胰岛素抵抗
代谢综合征
血脂异常
痛风、高尿酸血症
心血管病
高血压
冠状动脉粥样硬化性心脏病
脑卒中
外周血管病(深静脉血栓、肺栓塞)

消化系统疾病

  胃-食管反流病(GERD)

  胆石症、胆囊炎

  胰腺炎

  非酒精性脂肪性肝病(NAFLD)、非酒精性脂肪性肝炎(NASH)、肝硬化

呼吸系统疾病

  肥胖低通气综合征(OHS)

  阻塞性睡眠呼吸暂停(OSA)

  哮喘、反应性呼吸道疾病

肌肉骨骼疾病

  骨关节炎(膝关节等负重关节)

肿瘤

  结肠癌、直肠癌、肝癌、胆囊癌、胰腺癌、肾癌、非霍奇金淋巴瘤、多发性骨髓瘤

  前列腺癌、胃癌(男性)

  乳腺癌、子宫内膜癌、宫颈癌、卵巢癌(女性)

泌尿生殖系统疾病

  多囊卵巢综合征

  性功能减退、不孕、流产、难产

  妊娠期糖尿病、子痫和先兆子痫

  畸胎、巨大胎儿、新生儿呼吸窘迫综合征

  尿失禁

其他

  白内障

  牙周病

  皮肤感染、淋巴水肿

  社会和心理问题(自卑、焦虑和抑郁、来自周围环境的偏见)

一、内分泌和代谢性疾病

（1）2型糖尿病：肥胖是2型糖尿病（diabetes mellitus type 2，T2DM）发病的重要危险因素。肥胖导致糖尿病发病的核心机制为胰岛素抵抗，长期体脂的堆积可造成胰岛素抵抗和高胰岛素血症，肌肉及其他组织对葡萄糖的摄取和利用减少，造成糖耐量受损，最终进展为2型糖尿病。2010、2013、2015—2017年的全国调查结果显示，BMI<25 kg/m² 时，糖尿病患病率分别为 6.9%、7.4%和8.8%；25 kg/m²≤BMI<30 kg/m² 时，糖尿病患病率分别为14.3%、14.7%和13.8%；而BMI≥30 kg/m² 时，糖尿病患病率则高达19.6%、19.6%和20.1%。减重是T2DM治疗的重要一环，肥胖的T2DM患者通过合理的体重管理可以明显改善血糖控制、胰岛素抵抗和β细胞功能，此外，对其他代谢相关指标，如血压、血脂等，同样具有重要的治疗意义。

（2）血脂异常：血脂异常作为脂质代谢障碍的表现，指血浆中脂质的异常，由于脂质不溶或微溶于水，在血浆中必须与蛋白质结合，以脂蛋白的形式存在，因此，血脂异常实际上表现为脂蛋白异常。肥胖症患者通常表现为总胆固醇、甘油三酯、低密度脂蛋白（low density lipoprotein，LDL）升高，而高密度脂蛋白（high density lipoprotein，HDL）水平降低。脂代谢紊乱可导致动脉粥样硬化，而动脉粥样硬化是发生心脑血管疾病的重要危险因素之一。由于血脂异常通常无明显症状，往往通过化验或引发心脑血管疾病才得以发现,因而早期诊断血脂异常并积极干预,对于防治动脉硬化,减少心脑血管事件、降低死亡率具有重要意义。

(3) 代谢综合征:肥胖和糖尿病、高血压、血脂异常是代谢综合征的主要临床表现。代谢综合征和胰岛素抵抗密切相关,肥胖、腰围超标和缺乏体力活动是加重胰岛素抵抗的重要因素。

(4) 痛风、高尿酸血症:痛风和高尿酸血症也与肥胖有关联,但体重增加与尿酸水平上升的关系还不十分清楚,可能与摄入含有嘌呤较多的食物,以及与肥胖引起的代谢变化(内源性核酸分解代谢产生嘌呤并合成尿酸增多)有关。

二、心血管病

随着社会经济发展和人们生活水平的提高,肥胖成为高血压患病率增长的重要危险因素。多数肥胖相关性高血压心输出量增加、血容量增加及水钠潴留,全身肾素血管紧张素醛固酮系统(renin-angiotensin-aldosterone system,RAAS)激活,此外,还存在交感神经过度激活。高血压和 BMI 呈正相关,BMI 每增加 $3 \ kg/m^2$,四年内发生高血压的风险,男性增加 50%、女性增加 57%。我国 24 万成人随访资料的汇总分析显示,BMI$\geqslant$24 kg/m^2者,发生高血压的风险是 BMI 正常者的 3~4 倍。身体脂肪的分布与高血压发生也有关,腹部脂肪聚集越多,血压水平就越高。腰围$\geqslant$90 cm(男性)或$\geqslant$85 cm(女性),发生高血压的风险是腰围正常者的 4 倍以上。

心血管病主要包括冠心病、脑卒中、外周血管病等。近年来,我国心血管患病率处于持续上升阶段,心血管病死亡率仍居首位,高于肿瘤及其他疾病,大约每 5 例死亡者中就有 2 例死于心血管病,已成为严重威胁国民健康的头号敌人。尽管心血管病的发病机制尚有待研究,但其主要危险因素已经明确。研究证实,高血压、血脂异常(主要是胆固醇增高)、糖尿病、肥胖、吸烟、缺乏体力活动和不健康的饮食习惯是心血管病主要的危险因素。肥胖患者,尤其是腹型肥胖患者,患冠心病的风险显著增加。在任何 BMI 水平,腹部脂肪的增加会增加冠心病的风险。肥胖者致命和非致命中风的风险大约是瘦者的 2 倍,且随 BMI 的增长递增。深静脉血栓发生的风险也随肥胖增长,特别是腹型肥胖人群。

三、消化系统疾病

(1)胃-食管反流病:胃-食管反流病(gastroesophageal reflux disease,GERD)与肥胖的关系,不同研究的结果并不一致。部分大型流行病学研究显示,肥胖人群胃-食管反流症状多于瘦者,也有报道发现胃-食管反流病与 BMI 显著相关。

(2)胆石症:肥胖是胆石症发病的独立危险因素。肥胖症患者胆石症的发病率和患病率均明显高于正常人群。美国护士健康研究发现,胆石症的年发病率在 BMI$>$30 kg/m^2 的女性中为 1%，在 BMI＞45 kg/m² 的女性中为 2%。肥胖患者的胆汁中胆固醇过度饱和，胆囊活动减少，可能是患胆结石的原因。此外，体重快速下降也可导致胆石症的风险增加。

（3）胰腺炎：肥胖可增加胰腺炎的发生风险，并且肥胖人群较正常人群更易出现严重并发症。有研究认为，肥胖患者的脂肪在胰周和腹膜后沉积，使其更易发生胰周脂肪坏死，可间接或直接影响胰腺微循环障碍，加重机体的炎症反应。

（4）非酒精性脂肪性肝病：非酒精性脂肪性肝病（nonalcoholic fatty liver disease，NAFLD）疾病谱包括非酒精性肝脂肪变、非酒精性脂肪性肝炎（non-alcoholic steatohepatitis，NASH）、肝硬化和肝细胞癌。肥胖症患者 NAFLD 的患病率高达 60%～90%，另一方面，NAFLD 患者同时合并肥胖症约占 51.3%。肥胖是 NASH 患者间隔纤维化和肝硬化的危险因素。与肥胖的 NAFLD 相比，BMI＜25 kg/m² 的 NAFLD 患者的肝脏炎症损伤和纤维化程度相对较轻。此外，与肥胖症密切相关的富含饱和脂肪酸和果糖的高热量膳食结构，以及久坐少动的生活方式同样也是 NAFLD 的危险因素。

四、呼吸系统疾病

（1）肥胖低通气综合征：肥胖常伴有低通气，称为肥胖低通气综合征（obesity hypoventilation syndrome，OHS）。肥胖增加了对胸壁和胸廓的压力，后者能降低呼吸顺应性，增加呼吸做功,限制通气和限制肺底通气量。研究发现 OHS 患者的肺总量比单纯肥胖者少 20%,最大通气量低于 40%,吸气肌肌力降低40%。OHS 患者多因呼吸道感染就诊,且就诊时病情较重,所以在肥胖人群中,应关注 OHS 的发生,防止呼吸道感染。

(2)阻塞性睡眠呼吸暂停:研究表明,肥胖患者中阻塞性睡眠呼吸暂停综合征(obstructive sleep apnea-hypopnea syndrome,OSAHS)的患病率可高达 60%～90%。在肥胖人群中,OSAHS 的发病率是普通人群的 12～30 倍,并且 BMI 每增加1 个标准差,发病率就会增加 4 倍。此外,患者肥胖程度可直接影响 OSAHS 的严重程度。随着 BMI 的增加,患者呼吸系统事件的发生率增加,并且夜间低氧血症时间越来越长,而且更为严重。

(3)哮喘:肥胖是哮喘的重要危险因素,50% 以上的重症哮喘患者合并肥胖症,且肥胖能加重哮喘发作症状,削弱哮喘一线治疗药物的疗效,但确切病理机制尚未明确。包括单核巨噬细胞、淋巴细胞、中性粒细胞、嗜酸粒细胞以及自然杀伤 T 细胞在内的多种免疫细胞及其分泌的细胞因子以及脂肪细胞分泌的脂联素、瘦素均参与了肥胖哮喘的病理过程。

五、肌肉骨骼疾病

超重和肥胖患者的关节负荷增加,使关节表面受力不均,关节功能紊乱,加速软骨丢失,进而加重了骨关节炎的患病风险。

有研究报道,BMI$>$27 kg/m^2 的患者,BMI 每增加 1 kg/m^2,患骨关节炎的风险增加 15%。肥胖导致的关节机械应激是骨关节炎发生的主要原因之一,而脂肪因子也在骨关节炎的关节软骨退化方面起着重要的作用。

六、肿瘤

肥胖与肿瘤发生风险、肿瘤复发和肿瘤相关死亡率有着密不可分的关系。不论在男性或女性中,结肠癌、直肠癌、肝癌、胆囊癌、胰腺癌、肾癌、非霍奇金淋巴瘤、多发性骨髓瘤的死亡率与 BMI 明显相关。男性死于前列腺癌、胃癌和女性死于乳腺癌、子宫内膜癌、宫颈癌、卵巢癌的风险会随 BMI 的增加而增长。其中,BMI 与癌症患病风险呈明显的量效关系。肥胖可能使机体各种肥胖因子如肿瘤坏死因子(tumor necrosis factor-α,TNF-α)、白细胞介素 6(interleukin- 6,IL-6)、瘦素和脂连素等的水平改变,从而直接或间接导致癌症发生。长时间适当运动可减少 C 反应蛋白(c-reactive protein,CRP)、TNF-α、IL-6 和其他炎性因子水平,有规律的中等强度运动锻炼还能改善机体免疫功能。体育锻炼有可能成为癌症辅助治疗疗法。

七、泌尿生殖系统疾病

肥胖对男性生殖系统影响的最关键因素是下丘脑-垂体-睾

丸轴的功能紊乱,造成男性患者性欲减退、勃起功能障碍、精液参数的降低等,降低男性的生育能力。同样,在女性肥胖症患者血液中性激素平衡被破坏,尤其是腹部脂肪过多的女性常有排卵异常、雄激素过多,往往伴有生殖功能障碍,表现为月经不规律、闭经及不孕,部分患者出现多囊卵巢综合征(polycystic ovary syndrome,PCOS)。PCOS 患者肥胖的患病率为 30%～60%,以腹型肥胖为主。我国 34.1%～43.3%的 PCOS 患者合并肥胖。肥胖和胰岛素抵抗被认为可以破坏窦卵泡的发育,干扰下丘脑-垂体-卵巢轴,导致慢性不排卵。研究显示,肥胖 PCOS 患者不孕率更高,而且对诱导排卵的药物反应性差,胚胎质量也差,体外受精移植成功率、怀孕率、活产率均低,流产率高,妊娠并发症多。另外,孕前期和孕早期的胰岛素抵抗会增加患者孕期糖尿病、高血压和先兆子痫的发生率,导致胎盘功能不全、流产、先天畸形、早产、死产,首次剖宫产率升高,新生儿并发症如新生儿呼吸窘迫综合征增多,同时胎儿成年后出现肥胖、胰岛素抵抗和糖尿病的风险增加。此外,肥胖还使妇女尿失禁的风险增加,在重度肥胖患者,明显的体重减轻可以缓解尿失禁。

八、其他

肥胖和牙周炎之间亦具有相关性,脂肪组织通过分泌的脂肪因子以及氧化应激等参与牙周炎的发生发展。而牙周致病菌以及牙周炎晚期牙齿的缺失又会使患者的饮食结构改变,并进而影响肥胖。此外,肥胖是许多全身及眼部疾病的危险因素,多见于年龄相关的眼病,如白内障、青光眼、年龄相关性黄斑病变、糖尿病性视网膜病变等。最后,超重和肥胖导致的社会和心理问题也不容忽视。肥胖患者常常面对来自社会和环境的偏见和压力,在社交中受到排斥,容易产生自卑感,出现焦虑和抑郁状态。

(沈佳佳)

第五章

围手术期需要关注的问题

减重代谢外科是新兴的专业,近些年逐渐受到关注,手术患者迅速增加。在减重代谢手术的围手术期需要关注安全性、治疗的个体化以及患者教育的连续性。许多人不认为肥胖是一种病,对减重手术的并发症接受度低,而且患者由于肥胖可以导致很多伴发疾病,所以始终要关注围手术期的安全管理。

第一节　手术的安全性

围手术期的安全主要是指通过一定的流程化管理,发现并处理相应风险,从而预防或者降低围手术期的并发症,包括选择恰当手术方式,手术流程规范,术中避免损伤,妥善处理出血,降低术后漏等并发症发生的几率。

一、术前评估

（一）心肺功能评估

患者入院后首先是进行风险评估，在确定减重手术患者的风险时，许多因素需要考虑，当然最重要的是心肺功能评估。美国心脏协会建议将患者的年龄、性别、心肺功能、电解质紊乱和心力衰竭作为减重手术后并发症和死亡率的独立预测因子。也可以使用美国麻醉学家协会（ASA）的分类来确定风险，ASA 分类已经被广泛评估为可以很好地预测术后的发病率和死亡率。

DeMaria 于 2007 年发明的肥胖手术死亡风险评分（OSMRS）被用于风险评估，以评估减重手术后 30 天并发症和死亡率高风险的患者。术前评估使用了五个变量：①BMI＞50；②男性；③高血压；④肺部危险因素史（既往静脉血栓栓塞，腔静脉滤器放置，低通气，肺动脉高压）；⑤年龄＞45 岁。评分系统分为 A 级、B 级和 C 级，每个变量 1 分。A、B 和 C 级患者的死亡风险分别为 0.3％、1.90％和 7.56％。

在这些死亡风险评估中几乎都没有把关于睡眠呼吸暂停（OSA）作为独立因素，大多数文献研究也表明，术前是否有 OSA 不是入住 ICU 或者术后严重并发症的独立因素，但是在气管插管和拔管过程中有窒息缺氧的危险，患者回到病房以后有窒息的风险，因此需要术前的评估和呼吸训练（可参考相关的章节）。

在江苏省人民医院,患者被要求与内分泌科专家、心理学专家、营养师和减重外科医生一起完成多学科评估。每个学科的功能是教育、协助和促进成功的减重手术过程。这些学科共同合作,而不是独立地为成功的手术提供指导。当患者完成指定的减重手术路径时即已经进行了医疗优化,他/她已经了解了必要的营养指南,并得到家人的支持,没有手术禁忌或心理负担,以降低围手术期心血管和肺部并发症的风险。

一旦考虑进行减重手术,就应该在初步体检中评估患者是否存在心肺风险的增加。术前风险合理管理以确保患者处于可接受的减重手术风险之中是非常重要的。

重要的是,严重肥胖的患者通常合并有睡眠障碍,表现为呼吸紊乱、打鼾、呼吸暂停和日间过度嗜睡,都是高度提示阻塞性睡眠呼吸暂停综合征的症状。有几种筛查试验可用于确定诊断。在我科,使用 EPWORTH 睡眠量表和匹兹堡问卷等对睡眠呼吸暂停患者进行筛查。根据体检、病史和筛查测试,如果高度怀疑阻塞性睡眠呼吸暂停综合征,患者应接受正式的多导睡眠检查,并转诊到睡眠医学专家处寻求帮助。

严重肥胖患者常出现劳累呼吸困难和下肢水肿,虽然这些症状可能是非特异性的,但应该进行进一步的测试,以确定这些症状是否真的来自潜在的心肺疾病。所有考虑进行减重手术的患者都应该做心电图和胸部 X 光检查。AHA 推荐所有至少有一种冠状动脉疾病(CAD)危险因素的患者应该进行心电图检查,肥胖是 CAD 的既定危险因素。妇女健康倡议观察研究发现,在肥胖女性,心肌梗死、心绞痛、经皮冠状动脉介入治疗和冠状动脉搭桥的发生率高达 11.5%。应该评估心电图是否存在 Q 波、ST 段改变(压低/抬高)、QT 间期延长、心律失常、LVH 和束支传导阻滞的存在,这些都会增加心肌梗死/缺血的可能。术前基线心电图还可以作为基线与术后心电图异常情况进行比较。有时肥胖患者的基线心电图会显示下壁心肌梗死的假阳性结果,在这种情况下,在患者进行减重手术前,需要进行非侵入性心脏评估或转诊心脏科。

当患者面临劳累性呼吸困难、心力衰竭症状或无法运动而无法评估功能性能力时,建议使用成像技术来评估心脏功能,如超声心动图。超声心动图是评估左心室收缩功能、右心房和右心室压力与肺动脉高压一致以及发现瓣膜性心脏病的有效工具。有左心室收缩功能减退、肺动脉高压或严重瓣膜疾病的患者应转诊至心脏科医师就诊。通常,超声心动图发现的肺动脉高压来自潜在的阻塞性睡眠呼吸暂停综合征(OSA),在检查之前可能没有被注意到。在这种情况下,通常需要进行睡眠监测,以确定睡眠呼吸暂停是否是超声心动图上显示的肺动脉高压的原因。如果在多导睡眠图上未发现阻塞性睡眠呼吸暂停综合征,则应确定肺动脉高压的其他病因。

心输出量(EF)是比较重要的数值,但是对于具体达到多少值不能麻醉目前没有确切的界定。在江苏省人民医院对于 BMI >40 kg/m² 的患者常规行超声心动图检查,并且常规行血气分析,对于合并下肢水肿或者腹部皮肤水肿的患者需要利尿剂使用,并进一步做心功能检查。

有不明原因气短或呼吸症状的患者需要进行肺功能测试、胸部 X 光检查和动脉血气分析。这些发现可能揭示潜在的限制性肺部疾病(通常与严重肥胖有关)、肥胖、低通气综合征或阻塞性肺疾病。任何时候,怀疑肺部症状的病因如果不清楚,都应在进行减重手术之前请求呼吸内科指导处理。

对于体重指数超过 40 kg/m² 者,询问病史是否有睡眠呼吸暂停,白天是否有嗜睡情况,有 STOP-BANG 等多种量表可以用于评估。常规血气分析可以发现合并 2 型呼吸衰竭的患者,进行呼吸功能训练虽然不是一类证据,但是可以改善患者通气功能,无创呼吸机术前使用可以改善患者的 CO_2 潴留,根据是否有低通气选择 CPAP 模式或者 BiPAP 模式。

(二)其他评估

术前对于肝功能损害严重、转氨酶过高的患者可能需要进行保肝治疗,对于其他脏器功能异常的也可能需要进行干预。不能确定是否需要提前处理的,可以申请多学科讨论或者会诊。

二、排除肥胖的病理因素

减重手术是针对单纯性肥胖以及肥胖的 2 型糖尿病,病史、体格检查和系统回顾的信息用来确定患者是否有引起肥胖的病理因素。导致肥胖的疾病包括库欣综合征、甲状腺功能减退、多囊卵巢综合征、生长激素缺乏、性腺功能减退、胰岛素瘤、饮食失调（如暴饮暴食）以及导致食欲旺盛的罕见遗传疾病（如PRADER-WILLI综合征），这些疾病需要在减重手术之前进行治疗或者鉴别。

对可能导致体重增加的现有药物应该审核并记录在案，如果可能，患者应该使用一种不太可能导致进一步体重增加的替代药物。本组药物包括：糖皮质激素、胰岛素、锂类、吩噻嗪、三环类抗抑郁药、卡马西平、丙戊酸钠、磺脲类、噻唑烷二酮类、醋酸甲地孕酮和肾上腺素能拮抗剂。

部分术前用药需要予以调整，比如服用"北京降压片"的，需要改换成其他降压药物；术前口服药无法控制血糖的需要改为注射胰岛素，一般使用长效胰岛素作为基础量，三餐前使用短效胰岛素。

三、围手术期的安全措施

除了术前对重要脏器的功能进行评估以外，肥胖患者住院以后需要进行围手术期安全评估，主要包括：睡眠窒息风险、跌倒风险、静脉血栓风险，以及病房设施转运的安全评估。

前面已经提到重度肥胖患者多数合并有睡眠呼吸暂停综合征甚至合并低通气综合征，因此入院后需通过护理临床路径进行初步评估，通过病史询问和嗜睡量表发现潜在的窒息风险的患者。

对跌倒风险,特别是术后夜间起床,以及患者由于体型较大,睡眠情况下容易发生坠落,睡眠时需要抬起病床围栏,术后第一次下床需要做到"床上坐起三分钟、床边垂腿坐三分钟",下床后可以扶栏杆或者由他人搀扶,逐渐适应,防止跌倒和跌落等意外。因此在患者入院时候进行教育指导尤其重要。这也特别需要对责任护士进行专科化的教育,提高患者围手术期安全性。

静脉血栓风险评估,可以使用 CAPRINI 评估量表、AUTAR 评分表等。在西方,肺栓塞是减重术后死亡的第一大原因,虽然在亚洲术后患者发生深静脉血栓的比例极低,但是由于后果严重,还是需要引起足够的重视,特别是曾经有血栓的发作病史,或者长期抗凝的患者,需要正确停用抗凝药,改用低分子肝素。

患者的入院安全评估还有很多,可以在入院详细的问卷调查里体现,仔细询问病史,及时向上级医生提醒或者进行多学科的干预,从而避免遗漏。

减重患者体型大、质量大,因此对于病床、转运床和手术床都有相应的宽度和承重要求,条件许可的医疗中心可以购买减重专用床,以减少相应风险。对于肥胖患者,压力性损伤的预防也相当重要,要做好相应的评估,在术前骶尾部使用减压贴,术中妥善固定,以及早期活动中,特别要防止麻醉后的局部受压导致损伤。

此外,术后早期的并发症特别是漏、出血、狭窄(梗阻)等,在术后早期就有症状,重点关注发热、呕吐以及生命体征变化等,需要在术后予以重视，早发现、早处理（详见相应章节）。

减重患者术后的安全管理有许多方面需要细化，最重要的是做好流程化管理，病房护理做好临床路径，比如入院的问卷调查、进食的指导、症状的处理、出院带药、出院必须带的相关资料、复诊等形成流程，这样就可以避免风险评估的遗漏，提高围手术期的安全性。

第二节　减重代谢手术治疗的个体化

个体化既是出于治疗效果的需要，也是出于提高安全性的考虑。首先是术式选择的个体化，减重代谢手术需要考虑的因素有很多，按照相关性来说有以下几个方面：患者的综合情况、患者的家族史、患者的需求与认识、医护支持系统。

1. **患者的病情**　包括患者的体重指数（BMI）、合并症、胰岛细胞功能、糖尿病的病程，以及药物治疗情况。体重指数越大，单纯的 SG 术式可能减重不足。指数大，合并症就比较多，除了高血压、糖尿病、睡眠呼吸暂停这些是麻醉和手术的安全性中必须考虑的，合并有胆囊结石是否需要处理、胃内慢性炎症溃疡等类似情况的也需要慎重考虑。患者的合并疾病情况，是否需要提前治疗，或者术式选择时一起考虑。是否以治疗糖尿病为主要目的，而且要评估胰岛细胞功能，例如体重指数大，胰岛细胞功能良好,可能 SG 就足够达到治疗目标;如果体重指数不大,注射胰岛素或者病史比较长,那可能需要考虑胃旁路手术或者 SG＋DJB 等。此外是否有反流性食管炎,是否有慢性胃炎或者溃疡等等也是我们需要慎重考虑的。

2. 患者的家族史　特别是消化道肿瘤家族史是我们慎重选择胃旁路术的重要因素。此外,患者家族中糖尿病家族史也是我们需要考虑胰岛细胞功能衰竭的因素之一。应该说肥胖患者的生活方式往往和家庭有密切相关性,家族中其他的病史比如胆系结石、胰腺炎等都是在术式选择时需要考虑的相关因素。

3. 患者的需求与认识　患者的需求和对减重代谢手术的认识水平参差不齐,患者的生活工作地区能否提供医疗支持也是考量因素之一,在不违反原则的情况下可以考虑患者需求,但是要充分沟通,明确患者的选择可能带来的风险,患者可能会受到周围人的影响,对术式有错误的认识,此外患者的教育程度以及经济收入等也会影响患者的依从性和选择。因此在术前的教育和谈话中要充分沟通,取得患者的理解和配合,教育模式也尽量做到个体化。

4. 医护支持系统　医护支持系统对术式的选择也相当重要,成熟的减重中心能够完成多种术式,能尽量做到个体化术式选择。总的来说医生要实施自己最有把握的手术,保证安全。对患者的术后教育和随访是相当繁重的工作,要有专门的个案管理师队伍进行随访和数据收集,定期随访可以降低并发症,提高减重和降糖效果。

每个肥胖患者的肥胖原因不同,减肥历程不一样,每个家庭的期望值迥异,同样,对于每个减重外科团队来说术式的选择方案也不完全一致,因此做到术式的个体化选择、教育的个体化策略,以及不同的复诊要求,可以提高减重降糖效果,提高患者满意度。

术式选择的个体化还需要减重外科团队能完成多种手术方式,在此基础上为患者提供多种选择的可能性。

第三节　教育的连续性

减重代谢手术的效果和术后并发症与患者是否积极合作参与密切相关。从患者入院开始就需要对患者进行教育,足够有效的交流和沟通可以取得患者的理解,让他们知晓一定的专业知识,并对术后的症状能有足够的心理准备,对长期的效果有所期许,进一步提高依从性,降低因为饮水不够、乱吃东西以及不补充维生素和蛋白粉带来的风险,做到健康减重,减脂为主,合理控糖。

对患者的教育从入院第一天就开始,一直到患者出院以后,包括每次复诊,微信短信交流等都是一次次教育的好机会。在江苏省人民医院,减重个案管理师至少需进行三次教育活动:(1)入院教育,主要是包括检查、手术、出院的流程,常见手术方式的介绍，环境介绍，团队介绍，使患者对减重代谢外科有初步的了解。(2)术前教育，包括术前的准备工作，麻醉手术的流程，皮肤的护理，包括手镯等的保护，术后回病房后的下床，引流管护理，术后大小便的处理，术后呕吐，疼痛的处理等。(3)出院前教育，包括术后减重的规律，术后饮水，进食的阶段性要求，减重的平台期处理，女性患者避孕的必要性，复诊的时间地点以及内容，常见症状的预防和处理(头晕、乏力、腹泻、腹痛、呕吐、发热、便血、呕血、误食等)，并在出院前对教育内容的掌握情况进行考核。

对患者的教育同样需要外科医生的参与，包括查房、术前谈话、检查结果的评估。有条件时或者患者病情需要，也可以多学科进行讨论评估，或邀请患者参加。

对患者的教育内容可以采取制作动画、视频讲解、纸质材料、音频以及在微信里作为群公告等形式，提高教育的实效性和连续性，出院时保证提供足够的材料和联系方式。

(梁辉)

第六章

减重代谢手术术前检查项目

　　减重代谢手术适用对象主要为肥胖患者,此类患者可合并多种代谢性疾病、心肺功能异常、内分泌功能异常及心理问题。术前检查的主要目的在于:①对肥胖进行鉴别诊断,排除病理性肥胖;②评估心肺功能对麻醉的耐受性;③评估患者代谢合并症严重程度;④手术及麻醉风险筛选;⑤评估患者的心理状态。

一、常规检查

　　常规检查主要用于手术及麻醉风险的筛选,包括:血尿粪常规、生化全套(包含肝肾功能、电解质、血脂、白蛋白等)、凝血功能、输血相关检查(乙肝、丙肝、梅毒、HIV 及血型等)心电图及胸片等。

二、内分泌检查

　　内分泌检查主要包含糖耐量试验(OGTT)、糖尿病胰岛自身抗体、糖化血红蛋白(HBA1C)、肾上腺素相关激素测定、甲状腺激素测定。此类检查主要用于评估术前是否合并糖尿病及糖尿病类型、判断胰岛功能，并排除因肾上腺或甲状腺疾病导致的病理性肥胖。肥胖患者 2 型糖尿病患病率显著升高，可达 20%以上，术前常规糖耐量试验可筛选患者是否合并 2 型糖尿病并初步评估胰岛功能。肥胖合并 2 型糖尿病患者接受减重代谢手术，不仅能达到减重目的，还能显著改善患者血糖。对于明确诊断 2 型糖尿病的肥胖患者，在行糖耐量试验之前需控制患者血糖，尽量使得患者血糖能维持在餐前低于 8 mmol/L，餐后低于 11 mmol/L，否则胰岛素及 C 肽分泌将受到影响，对判断胰岛功能产生影响。

文献报道，影响 2 型糖尿病缓解率的因素包括患者的糖尿病患病年限、患者年龄、术前 BMI、C 肽分泌水平、术前是否使用胰岛素及其他代谢合并症的严重程度等。在实际临床工作中，糖尿病患病时间短、年轻、不使用胰岛素即可达到糖尿病满意控制、合并其他代谢合并症（脂肪肝、高脂血症、高血压等）及体重指数大、C 肽分泌功能好的患者，术后糖尿病缓解率高。目前临床上亦有采用高糖钳夹试验评估患者胰岛功能的报道，相对糖耐量试验更为准确，但实际操作复杂，成本较高，可结合具体情况采用。目前，临床上亦有采用术前评分预测 2 型糖尿病的缓解率，如 ABCD 评分、IMS 评分及 DiaRem 评分等，有一定的临床指导价值，但尚未广泛接受。

对于明确诊断的特殊类型糖尿病，包括 1 型糖尿病、成人隐匿性自身免疫糖尿病（LADA）等，除患者合并肥胖，否则应避免手术。对于肾上腺激素明显异常且促肾上腺皮质激素显著降低的患者需加做地塞米松抑制试验及肾上腺及垂体影像学检查。肥胖患者合并甲状腺功能减退者并不少见，尤以桥本氏甲状腺炎多见，此类患者需完善甲状腺彩超检查。针对甲状腺功能减退患者，如游离 T3 及 T4 在正常范围内，且 TSH＜10 mIU/L，术前多无需特殊处理，术后需口服优甲乐并持续监测甲状腺功能并调整优甲乐用量，否则应纠正甲状腺功能减退后方可考虑手术。

三、营养状况评估

肥胖患者也可合并营养不良，常见如贫血、低蛋白血症、维生素及微量元素异常。减重代谢术后有较长时间饮食调整期，术后上述营养不良可显著放大加重。术前营养状况评估对指导术后治疗具有积极的作用。目前中国人群常见术后营养不良主要为缺铁性贫血、维生素 D 及钙缺乏，此外 B 族维生素缺乏亦不少见。针对合并心肺功能不全或者超级肥胖（BMI≥50 kg/m^2）的患者，术前在保障白蛋白＞35 g/L 的条件下可采取低热卡或极低热卡饮食，并补充复合维生素及微量元素，争取达到术前一定程度的有效减重，可提升围手术期安全。

四、妇科相关检查

针对女性患者,术前应完善性激素全套、血 HCG 及妇科彩超检查。性激素检查结合妇科彩超可协助诊断患者多囊卵巢综合征。如果性激素中的泌乳素显著升高,经复查后仍不降,泌乳素在 1000 mIU/L 以上者,应考虑完善垂体磁共振检查排除泌乳素瘤。在实际临床工作中,对于术前泌乳素小于 1000 mIU/L 者可暂不行磁共振检查,但需术后定期复诊,持续 6 个月以上仍不能降至正常,应予磁共振检查。值得提醒的是,女性患者血 HCG 检查必须在术前完成。肥胖患者多囊卵巢发生率高,月经不规律,术前妊娠易被忽略从而导致医疗纠纷产生。此外诊断妇科彩超发现的卵巢或子宫病变,应进行专科会诊,明确是否需要先行手术、同期手术、后续手术抑或继续观察。

五、呼吸功能评估

肥胖患者睡眠呼吸暂停(OSA)发生率高,严重者可导致呼吸衰竭或心功能不全。对于 BMI≥40 kg/m² 的重度肥胖患者或既往有严重 OSA 症状,可考虑入院后行动脉血气分析检查,判断患者 CO_2 潴留及低氧的严重程度。对于 CO_2 分压低于 45 mmHg 及 O_2 分压高于 70 mmHg 的患者,多能耐受麻醉,术前除夜间 SPO_2 监测外多无需特殊呼吸道处理。对于 CO_2 分压

$\geqslant 45$ mmHg 及 O_2 分压 $\leqslant 70$ mmHg 但未达到呼吸衰竭诊断标准的患者,多合并肥胖低通气综合征,常需术前使用无创呼吸机并辅助呼吸功能训练及雾化吸入,改善呼吸,避免术后出现呼吸道并发症。针对术前 OSA 合并 I 型或 II 型呼吸衰竭的患者,术后出现 CO_2 潴留风险极高,甚至出现二氧化碳麻醉,此类患者应持续无创呼吸机辅助呼吸并加强呼吸功能训练,待动脉血气分析提示 CO_2 分压 <45 mmHg 及 O_2 分压 >60 mmHg 后才可考虑手术。术后气管插管拔除需谨慎,必要时可加用舒更葡萄糖钠为拔除气管插管创造条件。拔除气管插管后可放置鼻咽通气道并继续使用无创呼吸机或高流量呼吸治疗仪改善呼吸。需要指出的是,减重术后恶心呕吐颇为常见,如患者因 CO_2 进行性升高可出现意识淡漠甚至 CO_2 麻醉,此时极易并发误吸,产生严重呼吸道并发症。针对术前合并肥胖低通气综合征或呼吸衰竭的患者,在拔管后应密切监护,并抬高床头,定期复查动脉血气,如出现 CO_2 分压持续升高或 O_2 分压进行性降低,应及时干预。多导睡眠监测(PSG)为诊断 OSA 的金标准,但在实际临床应用中对指导治疗意义并不明显,可结合情况使用。另外,肥胖患者肺功能测定在实际临床应用中由于其标定多针对正常体重人群,而大多数肥胖患者肺功能测定多正常,因肥胖患者最常见的肺功能异常为功能残气量和补呼气量的减少,而动态肺功能指标,如用力肺活量往往是正常的。因此,肥胖患者肺功能测定对围手术期处理的临床指导意义远不如动脉血气分析准确。此外,针对术前吸烟患者,应嘱戒烟,术后加用雾化吸入及化痰药物,避免肺部感染。

六、心功能评估

肥胖患者心功能不全多见于右心功能不全,常合并呼吸衰竭,当病情继续发展则会出现全心功能不全。此类患者处理较为复杂。针对 $BMI \geqslant 50 \ kg/m^2$ 的超级肥胖患者或出现下肢水肿患者,应该常规行术前二维超声心动图检查。B 型利钠肽(BNP)测定对诊断心衰及评估治疗效果具有一定的指导作用。需要指出的是,心脏的射血分数(EF 值)降低并不是绝对手术禁忌,而纽约心功能分级(NYHA)对评估患者手术及麻醉耐受更为准确。通常 NYHA Ⅰ级及Ⅱ级或经过纠正后能达到上述分级的患者多能耐受手术及麻醉,但术前必须纠正同时合并的呼吸衰竭。对于出现 EF 值显著降低,且合并糖尿病或严重高血压患者,术前需完善冠状动脉双源 CT 检查,评估有无冠心病及其严重程度。对于严重心衰患者,治疗措施主要为利尿(袢利尿剂+螺内酯),并限制水分摄入,直至下肢水肿消失,并纠正患者呼吸衰竭(无创呼吸机)。在此过程中,需注意维持电解质平衡,并补充维生素、微量元素及蛋白。此类患者多需要较长时间调整才能达到耐受麻醉及手术的标准。另外,对于有心律失常的患者可加做动态心电图判断心律失常严重程度,并评估是否需要术前干预,如放置临时起搏器等。对于术前心衰合并下肢水肿的患者,应常规行双下肢深静脉血栓彩超检查,排除深静脉血栓。

七、心理评估

肥胖患者中合并心理或精神疾病的比例不低,减重代谢手术可能对该类疾病有缓解作用,但亦有加重病情的可能,甚至有手术导致自杀的报道。未受控制的心理(焦虑症或抑郁症)或精神疾病(如躁狂症)是手术的禁忌证。此类患者多有既往病史,可在心理科的协助下使用量表进行心理状态稳定性评估,对于药物不能稳定控制的心理或精神疾病患者应先进行治疗待稳定后方可考虑手术,如药物治疗仍不能满意控制,应避免手术。需要指出的是,对于无既往病史的心理或精神疾病的患者,入院后如外科医师在日常交流中发现沟通困难、眼神躲避等,需及时寻求心理科协助。

八、减重特殊检查

1. 胃镜检查　　所有接受减重手术的患者均需完善术前胃镜检查。胃镜检查主要用于评估食管、胃及十二指肠有无特殊病变,并评估是否需要术前或术中处理,并可能对手术方式的选择产生影响。常见术前异常包括:反流性食管炎、食管裂孔疝、胃内息肉、胃及十二指肠溃疡等。对于合并严重反流性食管炎或食管裂孔疝的患者可选择胃旁路术,应避免采取袖状胃切除术,以免术后反流性食管炎加重。对于合并有轻度反流性食管炎或食管裂孔疝的患者,仍可考虑行袖状胃切除术,但术中需探查有无食管裂孔疝或膈肌角松弛,并根据情况行修补术。而对有胃癌家族史、胃内息肉或合并溃疡的患者,应避免选择胃旁路术,以便术后胃镜检查。

2. 肝胆胰彩超　主要评估脂肪肝严重程度、左外叶大小、有无胆囊及胆道内结石、有无胰腺及肝脏内占位性病变。需要指出的是,对于术前空腹胰岛素及 C 肽显著升高无论是否合并WHIPPLE 三联征需考虑胰岛素瘤的患者,需加做胰腺磁共振或核素扫描。

3. 人体成分分析测定　目前多用体脂测量仪测定人体成分,操作简单,成本较低,虽然准确性稍低。通常体脂含量对肥胖的诊断有指导作用,男性体脂大多低于 25%,而女性多低于35%。体脂测定还可分析肌肉及水分含量,对减重术后饮食纠正具有指导作用。

需要指出的是,减重术前检查项目需结合每个医院实际情况开展,重点在于筛选手术及麻醉的高危因素,并与内分泌科、心内科、呼吸科、麻醉科、妇产科等相关科室共同协商并制定合理术前检查,提高手术安全性。术前检查还应避免过于复杂或产生过高费用,从而使得患者对手术的接受程度产生影响。

（林士波）

第七章

术前几种合并症的处理

第一节　肥胖合并睡眠呼吸暂停的处理

　　肥胖患者常合并有睡眠呼吸障碍，最常见的类型是睡眠呼吸暂停（OSA）。睡眠中每小时超过 5 次呼吸暂停即可诊断为 OSA。在肥胖人群中睡眠呼吸暂停发生率可达 $50\% \sim 70\%$，特别是中心型肥胖以及大体重指数的男性，其中有部分患者可能合并有低通气综合征。

一、睡眠呼吸暂停（OSA）的诊断

　　值守整夜 PSG 是确诊 OSA 及其严重程度分级的金标准，睡眠分期及睡眠相关事件的判读推荐采用 AASM 判读手册。判读 PSG 结果时需充分考虑患者的个体差异，结合年龄、睡眠习惯及基础疾病等情况进行个体化诊断和分析。若患者病情较重和（或）未能进行整夜 PSG，则可通过分夜监测的 PSG 结果诊断 OSA。分夜监测诊断的要求是 PSG 睡眠时间 $\geqslant 2$ h，且呼吸

暂停低通气指数（AHI）≥40 次/h；如果 PSG 睡眠时间<2 h，但呼吸事件次数达到 2h 睡眠的要求（80 次），也可诊断 OSA。

常用主观量表有：Epworth 思睡评分（ESS）量表、鼾声量表、柏林问卷（BQ）、STOP-Bang 量表。

（1）无创气道正压通气（NPPV）工作模式的选择：①CPAP 为一线治疗手段，包括合并心功能不全者[1A]；②自动持续气道正压通气（APAP）适用于 CPAP 不耐受者、饮酒后 OSA、体位及睡眠时相相关 OSA、体质量增减显著的患者等[1B]；③双水平气道正压通气（BiPAP）适用于 CPAP 治疗压力超过 15 cmH_2O（1 cmH_2O=0.098 kPa）、不能耐受 CPAP 者以及合并 CSA 或肺泡低通气疾病，如慢阻肺、神经肌肉疾病及肥胖低通气综合征[1B]。

（2）压力滴定：①PSG 下整夜人工压力滴定为金标准，可选用 CPAP 或 BiPAP 进行[1A]；②APAP 和人工 CPAP 滴定对于无合并症的中重度 OSA 中的应用价值相同[1A]。

二、睡眠呼吸暂停综合征处理流程

1. 问诊

在问诊过程中需关注肥胖患者的睡眠情况。选择俯卧位睡眠，有夜间憋醒或晨起有头痛主诉的患者需要注意睡眠呼吸暂停综合征（OSAS），问诊过程中有嗜睡表现的重度肥胖患者需要注意肥胖低通气综合征（OHS）。

家属诉该患者睡眠打鼾,伴鼾声间歇及呼吸暂停,需要考虑有 OSAS 的可能。

2. 查体

(1) 颈围增粗(男性>44 cm,女性>41 cm),为 OSAS 高危因素。

(2) 球结膜水肿,提示 CO_2 蓄积。

(3) 严重的 OSAS 患者伴 2 型呼衰,可见类似口唇发绀的表现。

3. 实验室检查及应对措施

(1) 即刻行动脉血气分析检查

①$PaCO_2$>45 mmHg,PaO_2>65 mmHg,考虑为 OSAS,夜间需使用无创呼吸机辅助通气(CPAP 模式)+无创呼吸训练。

②$PaCO_2$>45 mmHg,PaO_2<65 mmHg,诊断为 OSAS+OHS,此时患者依赖缺氧刺激维持通气,需 24 小时给予无创呼吸机辅助通气(BiPAP 模式)。

③$PaCO_2$>50 mmHg 且 PaO_2<60 mmHg,诊断为 Ⅱ 型呼衰,需 24 小时给予无创呼吸机辅助通气(BiPAP 模式),并加持续低流量吸氧(1~2 L)+ 低分子肝素预防栓塞。

④对于诊断 OHS 或 Ⅱ 型呼衰的患者,不可在缺少无创呼吸机辅助通气支持的前提下,单纯进行氧疗(鼻导管或面罩给氧)。

⑤OSA 诊断明确需行二维超声心动图及肺功能检查,评估心肺功能。

（2）血气分析未提供明确证据，但怀疑 OSAS 的患者需行睡眠监测（OCST），呼吸暂停低通气指数（AHI）＞5 次/小时即可诊断，治疗方案同(1)①项。

（3）如缺乏睡眠监测设备，可用夜间血氧饱和度监测替代。夜间最低氧饱和度（SaO_2）在 85%～90% 之间，为轻度 OSAS；SaO_2 在 80%～85%，为中度 OSAS；SaO_2＜80%，为重度 OSAS，治疗方案同(1)①项。

4. 治疗过程及相关要求

（1）开始治疗后，每两日复查一次血气分析。

（2）血气分析中，PH 在正常范围，$PaCO_2$＜45 mmHg，HCO_3^-＜27 mmHg，患者可以安全接受手术治疗。

（3）如果经过呼吸机辅助通气，患者 PaO_2＞70 mmHg，但 $PaCO_2$ 仍维持在 50 mmHg 左右，手术需要联系 ICU。

由于不是所有患者都能施行 PSG 检查，也可以使用便携式睡眠呼吸监测进行评估，或者请呼吸科等多学科会诊。

第二节　肥胖合并 2 型糖尿病的处理

随着体重指数的升高，2 型糖尿病的发病率迅速增长，在我国，BMI＞30 kg/m^2 的人群中，2 型糖尿病的发生率可达 25%，对于一些血糖难以控制，或者入院前不知道有糖尿病的患者，住院后需要仔细询问检查,进行诊断和鉴别诊断,并且需要使用胰岛素进行控糖。

1. 问诊

(1) 确诊糖尿病的患者,需在问诊时询问患者糖尿病的病程、血糖控制情况、使用降糖药物名称及剂量。

(2) 需注意询问患者有无视力下降,视野模糊、复视、飞蚊症等表现,排除视网膜病变风险。

(3) 如患者主诉近期体重明显下降,则考虑是否有胰岛细胞功能衰竭的可能。

(4)45 岁以内的糖尿病患者,糖尿病确诊 5 年内即必须通过胰岛素控制血糖,需注意成人隐匿性免疫性糖尿病(LADA),注意胰岛素抗体检查结果。

2. 查体

(1) 颈后、腋窝等皮肤褶皱部位的黑棘皮征(胰岛素抵抗)。

(2) 糖尿病患者常表现为明显的腹型肥胖(腹围/臀围的比值,男性>0.9,女性>0.8)。

(3) 血糖控制不佳的患者可能会检查到全身多处皮肤感染表现。

3. 实验室检查及应对措施

(1) 入院测得随机血糖>11.1 mmol/L,或空腹入院患者血糖>7 mmol/L,即可诊断为糖尿病。严格选择糖尿病饮食(黄瓜、番茄和干切牛肉为主),停用主食(如米饭、馒头、面条、稀饭等)。

（2）停用除二甲双胍以外的所有口服糖尿病药物。

（3）所有糖尿病患者每日测七段血糖（三餐前、餐后 2 小时，晚 22：00），使用胰岛素的患者需根据血糖值调整胰岛素用量。

（4）空腹血糖 9 mmol/L 以下患者方可行 OGTT 检查。

（5）对怀疑有视网膜病变的患者，需联系眼科行眼底检查，如有神经损害或者肾功能损害，则需要多学科评估。

4. 治疗过程及相关要求

（1）入院前使用胰岛素皮下注射或血糖控制不佳的患者，在询问清楚原注射剂量以后，改用长效胰岛素（晚 22：00）＋短效胰岛素（三餐前）的模式控制血糖。胰岛素泵使用在内分泌科指导下进行。

（2）非急诊情况下空腹血糖 9 mmol/L 以下患者方可接受手术治疗。

（3）糖尿病患者术前宣教时必须告知术后可能需终身糖尿病饮食，改变生活方式。

术前糖尿病的治疗需把空腹血糖控制在接近正常且时间越长越好，但是不建议把血糖降得偏低。另外，受住院时间的限制，入院后要强调立即饮食控制，加强教育，胰岛素使用要防止低血糖的出现。

第三节　重度肥胖患者的处理

重度肥胖患者的伴发疾病明显上升,重度肥胖患者特别是达到超级肥胖(BMI＞50)以后伴发的心肺功能障碍明显增加,心功能不全以及呼吸衰竭是术前需要认真纠正的。

1. 问诊

问诊时需重点关注患者血糖、血压、睡眠及日常活动是否受限。

2. 查体、实验室检查及应对措施

(1) 除了常规查体流程以外,需关注患者腹部、会阴部皮肤褶皱部位是否存在湿疹,如存在,需由管床护士进行皮肤护理。

(2) 如有腹部、会阴及下肢水肿,需予利尿剂(氢氯噻嗪25 mg,水肿明显需使用呋塞米或托拉塞米),螺内酯 20 mg,bid,口服),记录每天体重变化;腹部水肿患者需每日标注水肿平面。

(3) 入院后常规行动脉血气分析＋睡眠监测/夜间氧饱和度监测,诊断为 OSAS(＋OHS)的患者处理见 OSAS 处理流程,且需加用低分子肝素(4100iu,HD,qd)预防 VTE。

(4) 如有糖尿病症状,处理详见糖尿病治疗流程。

（5）日常活动受限的患者及 BMI＞50 kg/m² 的患者常规行二维超声心动图及肺功能检查，评估心肺功能，如有心功能不全、心衰、COPD 的患者需联系心脏科、呼吸科多学科会诊以明确治疗方案。

（6）如心电图提示 Q-T 间期延长、T 波宽大（可有切迹、双相或倒置），尤其伴有室性心律失常，需特别小心，使用倍他乐克 20mg bid po 控制心率，检查 24 小时动态心电图、二维超声心动图并请心内科会诊。

3. 治疗及相关要求

（1）极重度（BMI＞50 kg/m²）肥胖患者需给予极低热卡饮食（＜600千卡/日）。

（2）此类患者常伴有各种电解质及营养失衡。

①低钾患者需给予枸橼酸钾颗粒，1 袋，tid，po，补充至正常。

②低铁患者需给予琥珀酸亚铁，100 mg，bid，po，同时补充维生素 C 以促进铁吸收。

③低蛋白血症需补充白蛋白，每日 20 g，直至基本正常。

术前合并症有很多，本章主要对三种重要复杂的合并症进行提纲挈领的总结，也是我们的临床路径，具体诊治过程中需要结合自身的条件和患者具体情况，在多学科的指导下进行术前处理。

（管蔚　梁辉）

第八章

围手术期多学科运作模式

多学科运作模式(multi-disciplinary team, MDT),最早由美国 MD Anderson 肿瘤中心于上世纪 90 年代提出,旨在建立一个由内科、外科、放疗科、影像科、病理科等多学科专家组成,共同为肿瘤患者制定个体化综合治疗方案的医疗团队。MDT 具有整合各学科专业技术、覆盖患者全程管理、降低医疗成本、促进疾病康复、减少并发症、提高患者自我管理能力等优点,可以提高临床决策的准确性和有效性,充分调动患者在治疗过程中的主观能动性,使患者接受到更科学、系统、全面的诊疗。随着近年来 MDT 的快速发展,该模式也被广泛应用于肿瘤以外的其他医学学科中。

一、多学科运作模式在减重手术领域的发展

当前,国内减重手术正处在快速发展阶段。寻求手术治疗的肥胖患者,往往在年龄、经济能力、婚姻状况等社会特征,以及 BMI、合并症等方面存在较大差异;且不同患者对体重减轻及合并症缓解的期望值也各不相同。与此同时,减重手术类型众多,不同术式所对应的术后管理模式存在差异。患者术后可能发生

吻合口漏、静脉血栓栓塞等近期并发症,以及胃-食管反流病、胃痛、贫血等远期并发症。部分患者还存在术后饮食、运动依从性不佳,以及焦虑、抑郁等负性心理情绪症状。由此可见,患者在围术期存在多方面的个性化问题及需求,这也决定了 MDT 在减重手术中的重要地位和关键作用。在减重手术围术期建立规范化的 MDT 模式,可为患者提供最佳的术前干预、术式选择和术后管理提供强大的团队支持。

国内外多项减重手术指南中均强调了建立 MDT 的重要性。早在 2004 年,美国马萨诸塞州的雷曼减重手术专家小组就在一项共识中多次强调,应当建立一个包括临床外科、营养、代谢、内分泌、儿科、基础、培训的多学科工作组,在肥胖患者的围术期过程中全程管理,以优化患者的手术安全,促进高质量康复。国内指南中还从手术前评估、术后并发症和行为管理、以及未成年人手术等方面强调了采取 MDT 模式的重要性。南京医科大学第一附属医院(江苏省人民医院)减重代谢外科从创立之初就致力于减重患者围术期 MDT 运作模式的建立与优化,并取得了一定成效,现介绍如下。

二、我院减重代谢外科围术期的多学科运作模式

我院减重代谢外科作为国内较早开展减重手术的中心,依托医院健全而先进的专科人才配置和充沛的物力资源条件,率先进行了该专科 MDT 模式的创建和运作。在建立过程中,我

们参考了现有国内外 MDT 模式的配置，并充分考虑国内肥胖人群特征。团队专家主要包括减重代谢外科医疗专家、减重代谢外科临床护理专家、个案管理师、营养科专家、运动治疗师、内分泌科专家、麻醉科专家、临床心理科专家等。各岗位职责明确、分工清晰，团队间保持良好的组织互动和密切沟通，以减重代谢外科患者为中心，做出科学合理的决策，帮助患者实现最大化手术获益。

（一）减重代谢外科医疗专家

减重外科医生作为 MDT 团队的核心，是减重手术的主要执行者，也是我科 MDT 模式能够建立的先决条件。减重外科医生必须具备并熟练掌握开展减重手术和处理相关并发症的技能。除我科主要开展的袖状胃切除术、胃旁路术、袖状胃切除加旷肠、袖状胃切除加十二指肠转位等术式外，外科医生还应不断探索、开创新的术式，并将实践成果以科研论著形式发表在国内外期刊上。主办、参加学术交流会议，不断更新医疗技术，加强减重治疗效果，提升我科 MDT 协作模式的竞争力。此外，外科医生还主要负责患者入院后的医疗诊断、手术方式选择、手术前后的相关宣教、术后并发症的妥善处理以及患者出院后的各种症状处理和疑问解答等。其中手术方式的选择是极为重要的环节，只有选择最合适的手术方式，才能使患者的安全和利益最大化。减重外科医生在整个围术期诊疗过程中都扮演着最重要的角色。

（二）减重代谢外科临床护理专家

减重专科护士是在围手术期为减重患者直接提供医疗服务的医务人员，是减重代谢外科 MDT 模式各学科专家之间的桥梁，是促成该 MDT 模式顺利运作的关键。护理专家们通过运用评估、诊断、计划、实施、评价的护理程序，全面、深刻地观察和评价患者的身心状况，为 MDT 团队中其他学科成员提供重要的信息支撑。减重专科护士的具体职责包括：围手术期护理、手术相关咨询教育、营养筛查和指导、疼痛评估、康复指导等。与此同时，减重外科护理专家团队还承担着患者床位预约以及术后复诊等职责，这也要求护理专家具备良好的医患沟通技巧，能在术前为患者提供精确的就诊信息、管理患者的就诊预约并持续跟进；在复诊过程中，组织患者积极、有序地参加随访，在帮助患者及时发现和解决问题的同时，也为多学科团队科研产出的数据采集做出巨大贡献。护理团队以护士长为核心，临床护理专家们承担了最为繁琐的工作，也是多学科运作模式实施过程中最为坚实的力量。

（三）个案管理师

个案管理师是临床护理专家的另一身份，当前国内多家医院在肿瘤、糖尿病等专科设有个案管理师这一职位。对于专病患者来说，个案管理师的角色类似于"疾病管家"；对于医生来说则类似于"专病患者秘书"。患者入院后，个案管理师将结合责任医生的诊断,参考专病标准筛选评估后,收集符合条件的患者。此外,个案管理师还负责协调相关医疗资源,促进 MDT 诊疗的开展,参与团队成员的联络、培训及 MDT 会议的组织、记录。患者出院后,个案管理师要做好患者的随访工作,强化患者的自我管理。

(四)营养科专家

营养科专家在减重患者的营养管理中扮演着重要角色。营养科专家需参与患者的营养处方制定,与患者一起制定营养目标,设计围手术期饮食方案,并在该阶段与患者及其家属建立信任。此后则主导患者的营养随访管理,全程参与患者术后的随访复诊,每次复诊时根据患者术后时长分批次开设营养课程。课程内容涵盖健康营养的基本原则,如结构性膳食、食物配方、饮食习惯等,此外还会根据患者的生物电阻抗(bioelectrical impedance analysis,BIA)测定结果进行个性化调整。

(五)内分泌科专家

许多减重患者合并 2 型糖尿病、高血压、脂肪肝等代谢性疾病,在对患者进行外科手术减重治疗的同时,减重团队也应参考内分泌科的治疗意见。以 2 型糖尿病患者为例,术前应在内分泌科医师指导下给予口服药物或胰岛素以控制血糖,术后血糖控制不良的患者也应由内分泌科专家进行个体化用药方案的制订。

（六）麻醉科专家

部分肥胖患者合并阻塞性睡眠呼吸暂停,该类患者存在较大的麻醉风险,加上困难气道等因素,因此需要有经验的麻醉科专家对患者进行麻醉风险评估和麻醉处理。术前应做好处理困难气道的准备;术中根据患者个体情况维持其循环稳定、做好通气管理和体液监测;肥胖患者深静脉血栓风险较高,需予以早期预防和干预;术后根据患者呼吸功能的恢复情况以及是否存在呼吸抑制风险决定是否进入重症监护室。MDT 运作过程中,高年资麻醉医师能够有效降低患者的手术风险。

（七）运动治疗师

在运动治疗师的指导下,我们为术后患者开发了一系列运动课程,以增加患者日常活动量,并建立终身运动计划。首先,运动治疗师帮助患者确定身体活动的动机,并讲解积极运动的好处;接着与患者讨论增加活动强度的具体方法,如限制电视、电脑等的使用时间,指导其掌握日常抗阻训练方式等;在帮助患者养成习惯后,进一步制定循环训练方案。此外,运动治疗师也应向家属讲解运动的好处以及对术后体重维持的重要性。

（八）临床心理专家

肥胖人群的负性心理和情绪较为严重,是焦虑、抑郁等的高发群体,因此临床心理专家在减重患者围术期中的介入十分必要。患者入院后,临床心理专家需全面评估患者的家庭环境、心理压力、减重目标等,通过个体化治疗、社会支持治疗等方式改善患者心理状况。对于围术期存在严重负性心理症状者,心理专家则采取认知行为疗法、正念疗法等进行针对性治疗。同时,心理专家会根据患者的情绪稳定性、认知成熟度、社会支持、手术知识等,为后续心理护理提出建议,以提升患者围术期的主观感受和减重治疗体验。

此外,我们还建立了MDT成员的考核机制,包括临床实践工作量、患者投诉或临床工作差错、团队成员同行满意度测评等,采取积分累加方式进行综合考量。该考核机制既保证了考核工作的公平性和科学性,又能够充分反映MDT成员的工作能力和综合素质。基于该考核机制的评判结果,减重代谢外科MDT负责人可进一步决定后续的奖惩激励措施,在提高所有团队成员工作积极性的同时,消除各专家之间的隔阂,提高各学科的融合度,最终达到MDT模式顺利运作、扩大影响力的效果。

MDT的运作方式相对灵活,MDT的学科成员要相对固定,需要根据各个医院的具体情况进行设计,做到高效、协调、专业。在南京医科大学第一附属医院MDT运作主要是以多学科门诊的形式工作,对诊治困难、病情复杂的患者预约MDT门诊,制定综合路径,或者转科治疗。

MDT的运作模式不可能完全统一,主要看医院的支持状况,以及科室的发展水平之间是否平衡,特别强调作为核心管理人员的外科医生需要权衡利弊,要以宽广的胸怀团结多学科成员,使大家相互成就,最大程度地做好对患者的照护。

(赵康)

第九章

减重代谢手术快速康复路径

　　减重手术是治疗中、重度肥胖的最佳选择,近 10 年来代谢手术被证明是治疗肥胖型 2 型糖尿病最有效的手段。腹腔镜减重手术是从 1994 年开始开展,应该承认,自腹腔镜技术应用于减重手术以后,患者恢复加快、住院时间缩短、并发症大幅度下降。

　　1997 年,丹麦医生 Kehlet 提出外科手术快速康复概念,至今已有 20 余年。术后快速康复(ERAS)途径涉及一系列围手术期循证干预,这些干预最初是为选择性结直肠手术而设计的。快速康复途径旨在通过减少围手术期的手术应激,维持生理功能,增强活动能力,减轻疼痛,促进术后早期口服进食。ERAS 路径的采用在降低发病率、加快康复和缩短住院时间等方面大幅度改善了临床结果。

　　结合文献报道,目前 ERAS 理念已经被应用于外科几乎所有的专业。关于减重手术快速康复的临床证据和具体措施目前还缺少统一的认识,以下按照减重代谢外科的收治流程进行文献综述。

第一节　术前干预

一、术前信息收集、教育和咨询

关于减重手术前的信息、教育或咨询的影响，目前几乎没有证据支持，但是术前信息采集和教育已被证明可以减少患者焦虑、提高术后指导的依从性、加快术后恢复、缩短住院时间和有较好的长期结果。术前心理干预也被证明可以减少患者疲劳和压力，并改善术后伤口愈合。可以确定术前教育对结果的可能影响，但积极的正向结果并不普遍。在我国，我们主张多学科团队对患者进行详细的信息采集，包括肥胖病史，减肥历史，家族史等。术前的充分沟通可以减少镇静和抗焦虑药物的使用。

二、术前预适应与运动

预适应包括术前身体状况改善，以提高器官功能和生理能力，使患者在手术应激后能够更快恢复。术前生理状态的改善可导致术后生理状态的改善和更快的恢复，减少术后并发症和住院时间。

一项系统的回顾评估了术前运动疗法对所有类型术后并发症和住院时间的影响,在接受心脏和腹部手术的患者中,荟萃分析表明,预适应运动可降低并发症发生率和住院时间,但是这些研究对接受减重手术的患者的适用性不确定。

一项系统性回顾研究调查了术前锻炼对多种手术后呼吸功能的影响,并得出结论,证明术前康复的生理改善的证据有限;此外,生理状态的改善与临床结果之间几乎没有相关性。但是术前健康状况持续恶化的患者出现需要再次手术或术后入重症监护的比例较高。

尽管术前康复具有吸引力和逻辑性,但很少有证据表明生理功能的改善和术前加强锻炼与术后并发症的减少有关;而且术前的预适应往往需要较长时间,这是临床上比较难做到的。

三、戒烟和戒酒

在大多数指南中,过去 2 年的药物或酒精滥用被认为是减重手术的禁忌证。吸烟与术后并发症率和死亡率的增加直接相关,主要归因于组织氧合减少导致的伤口感染、肺部并发症和血栓栓塞。一些对照研究表明,戒烟与术后并发症下降密切相关。戒烟的持续时间似乎同样重要,一项系统回顾和荟萃分析报告表明,在戒烟至少 4 周的试验中,治疗效果更明显。虽然没有对接受减重手术的患者进行专门研究,相信减重患者从戒烟中的获益应该不会弱于其他手术。

危险饮酒被定义为每天摄入三种/次酒精当量(每种 12 g 乙醇)或更多,长期以来一直被认为是术后并发症的危险因素。一项大型回顾性研究包括了 300000 名接受择期手术(包括减肥手术)的患者,该研究报告称,术前两周内每天摄入 2 当量酒精是肺炎、败血症、伤口感染/破裂和住院时间延长的独立预测因子,一个月的禁酒与结直肠手术后更好的预后有关。因此,ERAS 结肠手术指南建议在手术前 4 周停止饮酒。由于减重手术需要相关的生活方式改变,加上胃旁路手术后酒精依赖的风险增加,早期认为过度饮酒的患者必须戒酒 1~2 年,然而,戒酒困难,同时该建议尚缺乏高级别证据。

四、术前体重减轻

减重外科通常建议术前低热量饮食(LCD,每天 1000~1200 千卡)或极低热量饮食(VLCD,每天约 800 千卡)达 2~4 周。这已被证明可减少肝脏体积 16%~20%,而左肝缩小可以降低手术的难度。在非随机对照研究的系统回顾中,术前体重减轻与术后并发症的减少具有相关性,这一发现也在一项包含来自斯堪的纳维亚登记的 22000 多名肥胖患者的研究中得到证实。关于术前体重减轻对术后并发症的影响,目前缺乏糖尿病患者与非糖尿病患者之间差异的数据。

最近的系统评价报告,术前强制减肥是唯一与术后体重减轻正相关的因素。在近期的一项研究中,包括 9000 名接受腹腔镜胃旁路术的患者,术前体重减轻与两年后体重减轻的改善密切相关,此外,这种效应在高 BMI 患者中受益更为明显。目前在中国,术前减重还没有高级别的临床证据。

在服用降糖药物的 2 型糖尿病患者中,在低热量摄入同时如果不改变原来的药物使用可能会导致低血糖。目前缺乏针对这些情况的循证指南。

五、应用糖皮质激素

糖皮质激素具有抗炎作用,因此被用于选择性手术以减少应激反应,它们也被用于减少术后恶心呕吐。最近对 11 项中等质量的随机对照试验进行了系统性分析,探讨了糖皮质激素对术后结局的影响,发现它们可以降低并发症发生率。在结肠直肠手术中未发现增加整体并发症或吻合口瘘的发生率,在麻醉诱导前 90 分钟给予至少 2.5～5 mg 地塞米松,以达到对术后恶心呕吐的预防效果。

在一项对 2000 名接受日间腹腔镜胃旁路术患者的回顾性分析中,类固醇药剂使用被确定为 24 小时内成功出院的预测因子。由于糖皮质激素可导致高血糖,这与术后并发症(尤其是感染性并发症)增加有关,因此应对接受减重手术的患者行术中和术后血糖监测,尤其是在使用糖皮质激素的情况下更是如此。

六、术前禁食

最近的研究表明,肥胖和非肥胖患者在半固体餐或口服饮料后的残余胃液量(RGFV)、pH 值或胃排空率没有差异。在一项针对病态肥胖患者的随机研究中,与从午夜开始禁食的患者相比,在麻醉诱导前 2 小时饮用 300 毫升透明液体的患者的残余胃液量和 pH 值没有差异。在肥胖糖尿病患者(伴有或不伴有自主神经病变)和非糖尿病对照组中,夜间禁食后残余胃液量和 pH 值也相似。目前,麻醉学会建议健康和肥胖患者在麻醉诱导前 2 小时内摄入清流质,6 小时内可以摄入固体。

七、碳水化合物负荷

在麻醉诱导前 2~3 小时摄入的等渗饮料,可减轻术后胰岛素抵抗的发生,减少术后氮和蛋白质损失,并保持瘦体重。荟萃分析表明,在进行腹部大手术的患者中,使用碳水化合物饮料进行术前调理可显著缩短约 1 天住院时间。当对 2 型糖尿病患者(平均 BMI 28.6 kg/m^2)术前服用碳水化合物饮料时,与健康受试者相比,胃排空时间没有差异。然而,糖尿病患者餐后血糖浓度达到更高的峰值,并且升高的时间更长,在 180 分钟后才恢复到基线水平。此外,在接受腹腔镜胃旁路术的患者中,术前摄入碳水化合物不会导致误吸相关并发症的增加。两项进一步的研究将这些饮料用于减肥手术,以增强快速康复。在唯——项比较肥胖症患者(腹腔镜袖状胃切除术)快速康复与标准护理的随机研究中,两组患者的总体并发症没有差异。

第二节　术中干预

一、围手术期液体管理

病态肥胖患者围手术期液体管理和准确评估容量状态是比较困难的,其原因包括生理差异、多种共病(包括相关的多种药物)的存在、非侵入性监测的不准确以及术后横纹肌溶解症(RML)的高发病率等。此外,术前2~3周的低热卡饮食可能导致急性营养、电解质和体液缺乏,虽然肥胖患者的总血容量增加,但与非肥胖患者相比,肥胖患者在体积/体重比值上来看血容量是减少(50 ml/kg 与 75 ml/kg)的。

在减肥手术中,报道的横纹肌溶解症发生率为 5%~77%,在 RML 患者中,肾功能衰竭的总发生率为 14%,死亡率为 3%。在荟萃分析中确定的 RML 风险因素为男性、BMI>52 kg/m² 以上和手术时间超过 4 小时以上。据报道,2%接受腹腔镜减肥手术患者的血清肌酐从术后第一周的基线值增加 0.3 mg/dL。术中低血压的发生是易感危险因素之一,术前基础肾功能不全的存在是患者面临术后 ARF 的最大风险。

很少有随机对照的数据可以指导病态肥胖患者的围手术期液体治疗。当病态肥胖患者术中被随机分为低乳酸林格液输注量(4 ml/kg/h)和高乳酸林格液输注量(10 ml/kg/h)两组时,术中尿量没有差异。功能参数,如卒中量变化(SVV)指导的术中液体治疗,使接受腹腔镜减肥手术的患者能够在较低输液量的情况下维持血流动力学参数。许多减重手术的结果已经证明,在术后第一天应优先使用经口补充液体,经静脉补充为辅。

二、麻醉管理

1. 麻醉用药

术后恶心和呕吐(PONV),肥胖患者通常为 50 岁以下的女性和非吸烟者,接受持续超过 1 小时的腹腔镜手术,并接受术后阿片类镇痛,所有这些都是 PONV 的危险因素。此外,有 PONV 或运动病病史,以及使用挥发性麻醉剂会增加 PONV 的风险。

PONV 治疗的最新指南通过根据患者风险因素使用止吐药降低基线风险,推荐了一种多模式方法,推荐的策略包括异丙酚用于麻醉诱导和维持、避免挥发性麻醉剂、尽量减少术中和术后阿片类药物以及避免液体过载。最近一项比较减重手术中无阿片类 TIVA 和挥发性阿片类麻醉剂的 RCT 报告,无阿片类 TIVA 组 PONV 的发生率和严重程度显著降低。除了这一基线风险降低外,PONV-pro-phylaxis 推荐的止吐药为 5 -羟色胺受体拮抗剂、皮质类固醇、丁基苯酚、神经激肽- 1 受体拮抗剂、抗组胺药和抗胆碱药。一项随机试验证实了氟哌啶醇、地塞米松和昂丹司琼三联疗法在腹腔镜袖状胃切除术中优于单联或双联疗法,从而支持了在减肥手术中联合使用止吐药。

在肥胖人群中比较各种吸入性药物的麻醉维持,结果不一致,但总体上倾向于使用作用较短、吸收率较低的药物,但是可能仅仅具有微弱的优势。在减重手术中,没有发现静脉麻醉和吸入性麻醉技术的前瞻性比较研究。一个一致的发现是:与异丙酚靶控输注相比,吸入性药物增加了早期 PONV。这种效应在 PONV 高危患者中尤其显著明显。

在更广泛的 ERA 方案中,使用短效药物和减少阿片类药物似乎可以降低成本、并发症发生率和在其他专科的住院时间,目前的证据尚不足以在减重手术中推荐特定的麻醉剂或技术。

2. 气道管理

肥胖患者的气道可能面临特殊挑战,在体重指数较高的患者中,多达 15% 的患者使用气囊和面罩通气困难。气管插管仍然是肥胖患者的麻醉标准技术,正确的气管插管的尺寸可能会影响通气效率和导致术后并发症,目前很少有文献推荐常规采用声门上装置。

目前公认在高 BMI 人群中采用特定的头后仰颈椎倾斜位置进行直接喉镜检查可以降低困难插管的发生率。

3. 通气策略

据报道,肥胖患者术中间歇正压通气(IPPV)方案对生理变量的影响尚不统一。目前,在肥胖人群中缺乏对术后肺部并发症和预后影响的数据。

肥胖患者通气在呼吸机的容量控制和压力控制模式之间系统回顾和荟萃分析未发现任何显著性差别,同时使用呼气末正压(PEEP)和补充改善术中氧合和肺力学。在更广泛的外科人群中,采用肺保护性通气(LPV)的其他要素与术后并发症的显著减少相关。

患者体位影响围手术期肺功能。无论 Trendelenburg 角度如何,"沙滩椅"和"腿屈曲位"均优于平直仰卧位。在没有术中气腹的情况下,这些肺部影响最为显著。然而,它们可能会对手术通路产生负面影响,因此需要增加充气压力。

神经肌肉阻滞深部阻滞:高压气腹有助于腹腔镜手术,但可产生有害的心血管效应,增加神经肌肉阻滞深度可改善手术条件,无需增加充气压力。

第三节　术后干预

一、鼻胃管处理

Cochrane 荟萃分析得出结论,开腹手术后常规鼻胃插管应放弃。对 9 项随机对照试验(包括 1085 名接受胃十二指肠手术的患者)进行亚组分析,发现与术后常规使用鼻胃管相关的肺并发症增加。

在一项对 1067 名胃旁路术患者的回顾性队列研究中,明确阐述了鼻胃管在减肥手术中的作用。术后有或无鼻胃管患者的并发症发生率无差异。

由于常规术后鼻胃管插管尚未被证明能预防渗漏等并发症,甚至会增加肺部感染的风险和恢复时间,因此术中放置的鼻胃管应在麻醉复苏前取出。

二、腹腔引流

在一项关于 Roux-en-Y 胃旁路术后引流作用的系统综述中,引流在检测术后漏的敏感性在 0~94% 之间,非手术治疗渗漏的引流效果在 12.5%～100% 之间。只有一项研究报告了无引流的非手术治疗渗漏的数据,然而,没有随机对照试验评估肥胖手术后预防性腹腔引流的作用和疗效。最近一项关于腹腔镜 Roux-en-Y 胃旁路术的回顾性研究比较了 272 例常规引流患者和 483 例无常规引流患者的病例,漏的发生率和再次手术率相似。尽管在减重手术中缺乏证据,但如其他各种类型的胃肠手术所示结果,系统地使用腹腔引流可能是不必要的。

三、术后镇痛

在可能的情况下,应使用多模式全身镇痛管理策略,以减少麻醉品的使用。非阿片类镇痛药,如静脉注射对乙酰氨基酚(扑热息痛)和非甾体抗炎药(NSAIDs),应推荐使用。剂量应根据理想体重进行调整。如果有必要使用阿片类药物,建议使用患者自控镇痛,增加两次注射之间的不应期,而不是持续输注,特别是对于阻塞性睡眠呼吸暂停(OSA)患者。对于阿片类药物,应尽早采用肠内途径。

随机对照试验和荟萃分析证明了局部麻醉浸润技术在腹腔镜手术中的安全性。在减重手术中也证明了其使用的有效性,罗哌卡因或左旋布比卡因似乎比利多卡因等短效药物更有效。据报道,超声引导下腹部横切面阻滞在减肥手术中是可行和安全的,但缺乏将该技术与局部浸润麻醉进行比较的随机对照数据。

四、血栓预防

肥胖本身就是中度血栓栓塞风险,在许多研究中,血栓栓塞并发症是减重手术后重要的并发症也是 50% 死亡率的原因。除肥胖本身外,风险因素还包括静脉血栓栓塞史、年龄增长、吸烟、静脉曲张、心脏或呼吸衰竭、OSA、血栓形成和口服雌激素避孕药。

使用机械方法,如间歇性气动加压或分级加压袜,虽然没有显示出可以降低致命性肺栓塞的发生率,但是理论上是有预防血栓形成的作用。在一项对 280 名肥胖病患者的研究中,早期活动和使用小腿长度压缩袜与较低的深静脉血栓栓塞发生率有关。

许多减肥外科研究对低分子量肝素(LMWH)和普通肝素(UFH)进行了比较,但没有显示出任何疗效或不良事件的差异。然而,与 UFH 相比,LMWH 具有许多优势,包括可预测的剂量反应、更高的生物利用度以及皮下注射后更长的血浆半衰期,允许每日一次给药。长期使用 LMWH 还能降低肝素相关副作用的风险,如血小板减少和骨质疏松等。

低分子肝素第一次注射应在手术后 8～12 小时内进行,没有数据支持每天注射两次的预防作用。然而,根据体重指数来调整增加剂量(即体重指数为 40 kg/m^2,低分子肝素 8000 U;体重指数为 50 kg/m^2,低分子肝素 10000 U)已被证明是安全的,不会增加出血风险。最后,许多研究表明血栓事件的长期风险,尤其是由于一些患者的不可预测的食物摄入,因此鼓励建议3～4周治疗。

对于不能接受抗凝治疗的患者,已经对可回收腔静脉滤器的使用进行了评估,已有许多不良事件报告,由于缺乏有效性的证据,目前不建议在减重术患者中使用此类装置。

五、术后营养

在进行减重手术之前,所有患者都应接受适当的营养评估,包括选择性微量营养素测定。与单纯的限制性手术相比,胃旁路术和更"激进"的吸收不良手术(如胆胰转流术)需要更广泛的围手术期营养评估。在肥胖症手术前和术后住院期间,应向患者和家属提供术后早期营养护理、营养和膳食计划指导,并在随后的门诊就诊中予以加强。通常术后几小时可以开始一个清流质方案。营养师提供咨询,并应遵守基于外科手术类型的阶段性进食方案。

患者应坚持每天多餐的计划,彻底咀嚼食物,同时不喝饮料。均衡膳食计划应包括每天五份以上的水果和蔬菜,以实现最佳的纤维消耗、结肠功能和植物化学物质摄入。低蛋白导致吸收不良手术后每年1%的住院率,比如胆胰转流手术后长期蛋白质缺乏比较常见。蛋白质摄入量应平均为每天60～120 g,在任何减重手术后都应避免食用浓缩糖,以减少热量摄入,尤其是胃旁路术后,以尽量减少倾倒综合征症状。

最低限度的营养补充包括1～2份含有铁、1200～1500 mg/d钙和维生素 B_{12} 制剂的成人复合维生素矿物质补充剂。现在临床上有减重术后专用维生素和微量元素复合产品，以含化或者泡腾片为适宜。水分的补充必须足够，以保持足够的水合作用（建议每天2 L以上）。建议对微观和宏观营养缺乏进行定期临床和生化监测，尤其是铁、维生素 B_{12}、钙和叶酸缺乏。

六、糖尿病和血脂的管理

术后血糖控制的目标是：空腹血糖 110 mg/dl（6.1 mmol/L）和餐后血糖 180 mg/dl（10 mmol/L）。医生和护士应熟悉血糖指标和胰岛素方案，以及无葡萄糖静脉输液和低糖液体补充剂的使用。减重手术后早期停止胰岛素治疗通常是可能的，术后要警惕低血糖的可能，而通常建议继续使用二甲双胍治疗。如果 LDL 胆固醇和甘油三酯水平仍高于预期目标，则应在手术后继续对 LDL 胆固醇和甘油三酯进行任何现有的降脂治疗。

七、术后氧合

1. 无阻塞性睡眠呼吸暂停（OSA）的肥胖患者

与正常体重患者相比，病态肥胖患者肺不张持续时间更长，因此，无论是否存在 OSA，所有肥胖患者都应被视为高危患者。尽管脉搏血氧饱和度正常，但肥胖患者术后即刻组织血氧饱和度较低。虽然据报道,组织血氧饱和度和肺功能在术后 24 小时内恢复正常,但没有足够的证据推荐最短的补充吸氧时间。因此,术后补充氧气的使用和持续时间需要个性化。术后半坐位或俯卧位(如可行)可进一步预防肺不张。任何术后通气不足的迹象,如动脉氧不饱和、呼吸过速、原因不明的心动过速或高碳酸血症,应提示建议使用正压通气。

2. 阻塞性睡眠呼吸暂停(OSA)的肥胖患者

有强有力的证据支持 STOP-BANG 问卷对 OSA 术前筛查的高预测价值。中高危患者应考虑术后给予气道正压通气支持。这些患者应至少进行连续脉搏血氧饱和度测定和呼吸频率监测。一项荟萃分析得出结论,氧疗法可显著改善 OSA 患者的血氧饱和度。然而,它也可能增加呼吸暂停的持续时间,因此应谨慎使用。美国睡眠医学会建议假定患有 OSA 的患者在手术后的前 24 小时内应给予谨慎的关注,并建议应避免基于阿片类药物的患者自控镇痛。

八、无创正压通气

无创正压(NIPP)支持包括持续气道正压(CPAP)、无创通气和双水平气道正压(BiPAP),与单纯氧疗相比,OSA 患者从积极的压力支持中获益更多。建议 CPAP(从 5~7.5 cm 的水柱开始)优先于单独的吸氧治疗,尤其是 OSA 和呼吸恶化症状的患者。

对于无肥胖低通气综合征（OHS）或 pCO_2 水平升高的患者，没有可用的证据支持使用 BiPAP 而不是 CPAP。与开腹手术相比，腹腔镜手术后对 CPAP 的需求减少。

九、肥胖低通气综合征（OHS）患者

OHS 定义为基线清醒缺氧、高碳酸血症以及血清碳酸氢盐升高（＞27 mmol/L）的严重肥胖患者。OHS 患者围手术期并发症的风险很高，OHS 患者对阿片类药物高度敏感，无论采用何种给药途径（静脉注射/中枢神经轴），术后可能出现持续的、危及生命的呼吸抑制。术后 24～48 小时预防性鼻用 BiPAP/NIV 已被证明可降低呼吸道并发症的风险。至少，在这些患者中，建议在坐位/半坐位预防性使用 BiPAP，并在前 24 小时进行强化监测。

有一项发表的 RCT 研究将腹腔镜袖状胃切除术患者使用标准化 ERAS 计划与"标准照护"进行了比较，作者报道 ERAS 缩短了住院时间，但在再入院率、术后并发症或疲劳评分方面没有差异。目前国际上与减肥手术相关的并发症率和死亡率相对较低，30 天内严重并发症和死亡率分别为 3％和 0.04％，想通过 ERAS 进一步降低这些可能很难实现。

ERAS 的理念已经被广泛接受，虽然减重代谢外科在国内还处于初期阶段，但是中国医生迎头赶上，从二十年前开始就是通过腹腔镜施行减重手术，而且大多数的减重外科医生都有国外减重学习的经历,加之 ERAS 的理念在腹腔镜外科引进之后的三十年里已经逐渐被相关的专业接受,所以中国的减重代谢外科的快速康复理念实施得相当顺利。但是在有些部分施行起来还有一定的困难,比如术前饮用葡萄糖水或者生理盐水以及需要其他专科协作的情况下更是需要专科的理解和接受。

简要总结,减重外科的 ERAS 技术要点包括:

(1) 术前咨询与教育;

(2) 术前预康复、训练;

(3) 戒烟、戒酒至少 4 周;

(4) 术前减重(超级肥胖患者、合并心肺并发症、重度 OSA 患者);

(5) 小剂量糖皮质激素静脉推注,麻醉诱导前 90 分钟;

(6) 麻醉前 2 小时可摄取澄清液体(400 ml),6 小时前可摄取固体食物;

(7) 术中限制液体入量;

(8) 积极预防术后恶心、呕吐;

(9) 采用气管插管全麻,重视困难气道;

(10) 采用保护性肺通气方案,术中可加用 PEEP;

(11) 术中采用"沙滩椅体位"或"腿部屈曲位";

(12) 术中采用深肌松,确保术后神经肌肉功能完全恢复;

(13) 推荐使用 BIS 进行麻醉深度监测;

(14) 不推荐常规放置鼻胃管;

（15）不推荐常规放置腹腔引流管；

（16）采用多模式术后镇痛；

（17）术后吸氧改善氧合，给予中重度 OSA 患者无创通气治疗；

（18）采用机械法和/或低分子肝素预防术后血栓形成；

（19）术后限制总热量摄入，常规补充高蛋白、维生素、微量元素，定期复诊监测。

微创技术的应用是 ERAS 的基础，但是不能仅限于认为腹腔镜就一定是微创或者就是快速康复，因为术中的轻柔操作、尽量避免不必要的损伤等等也是微创的要求。此外，要在临床和护理技术上制定基于快速康复理念的临床路径，以保证该技术的全面实施。

快速康复理念在减重代谢外科中应用的目的是为了患者能快速恢复到术前的水平，尽早回归社会，减少术后并发症，提高减重手术的舒适性，缩短住院时间。但需要提醒的是，不能为了技术而技术，更不能为了追求住院时间的缩短，或者麻醉后步行回病房之类的"创举"等等，导致对患者造成不必要的伤害，减重代谢外科最终的评价标准还是安全性和长期的效果。

（梁辉）

第十章

围手术期护理临床路径

我国超重和肥胖人口基数大、增长快,减重手术在我国有较大的发展前景,也是目前唯一可使绝大多数肥胖患者达到持久减重及降低肥胖相关疾病发生率和病死率的有效方法。尽管减重代谢手术的接受度在逐渐增加,但肥胖患者对承担减重手术风险的能力仍较低,需要减重代谢外科医生更加精准化、规范化的手术治疗,避免发生严重并发症。肥胖患者对于手术的要求是:手术一定要安全,住院周期短,费用低,出院不影响正常生活等。对于减重围手术期护理,要求精细化管理,临床路径清晰,才能适应群体需要。

临床护理路径(clinical nursing pathway,CNP)是患者在住院期间接受的护理模式,是针对特定的患者群体,以时间为纵轴,以入院指导、入院评估、检查、用药、基础护理、健康教育、出院计划等护理手段为横轴而制定的护理流程,是一种融合循证医学、整体护理、质量保证及持续改进的标准化护理方法。减重代谢外科围手术期护理临床路径是围绕普外科护理常规开展的减重个案护理工作,针对不同于胃肠外科及专科人群的减重手术人群开展,带有自身独特之处。

结合我院减重代谢外科特色,将减重代谢手术围手术期护理临床路径介绍如下。

第一节　入院第一日护理临床路径

患者入院后需专人接待,延续院前沟通的信任与依赖,并将其介绍给科室其他护理人员或者个案管理师,科室医务人员热情接待,帮助患者尽快熟悉科室环境,减少紧张、恐惧不安的情绪。入院后的首次沟通交流及工作人员的态度,将直接影响患者内心对手术的接受程度,所以入院第一日患者的体验非常重要,是获得病人信任的基础。

一、术前护理评估

1. 入院信息采集　包括患者一般资料,病史(肥胖、糖尿病家族史),饮食喜好,家庭支持状态。

2. 专科测量　包括身高、体重、"五围"(胸围、腰围、臀围、大腿围、上臂围),全身脂肪分布检测。

3. 专科量表评估　通过 PAD 端口,减重个案管理师进行专科量表评估,包括门诊一般资料问卷,匹兹堡睡眠质量指数、嗜睡量表、心理量表、逆流疾病问卷,华人健康问卷,SF-36 生活质量问卷,DVT 血栓风险评估量表,成人 OSAHS 危险因素评估量表等。

4. 拍照　留取患者正面及侧面照片。

5. 术前检查　检查项目包括:心电图、胸部 CT、肝胆胰 B 超、24 小时尿、尿常规、体脂分析、子宫附件 B 超、血标本项目(血常规、生化全套、性激素六项＋HCG、输血前八项、凝血功能、甲功六项、维生素 B_{12}＋叶酸、VD 测定、胰岛素抗体组套、血清铁、糖化血红蛋白、ABO 血型、空腹血糖、血清胰岛素＋C 肽、糖耐量试验、皮质醇)。

二、术前管理

1. 血糖管理

(1) 监测患者 7 段血糖;

(2) 根据血糖控制情况给予口服药物或胰岛素控制血糖;

(3) 术前血糖控制不佳者,联系营养科,制定低热卡饮食处方。

2. 血压管理

(1) 了解患者有无高血压病史及基础血压情况;

(2) 动态监测血压;

(3) 参考相关指南调整降压药物用量。

3. 血脂管理

(1) 监测血脂水平;

（2）了解用药史，参考相关指南对高脂血症予以治疗。

4. OSAHS 管理

（1）BMI≥40 kg/m^2 者，夜间监测血氧饱和度；

（2）血气分析检查；

（3）呼吸功能训练；

（4）五官科或呼吸科医师指导下调整 CPAP、BiPAP 用量，或予睡眠呼吸监测；

（5）戒烟；

（6）雾化吸入；

（7）必要时使用抗生素及化痰药。

5. 生理周期调整　生理周期紊乱者可提前给予黄体酮干预。

6. 皮肤护理　患者入院后立即检查患者皮肤情况（包括骶尾部、腹股沟、腋窝、腹部皱褶、阴囊、会阴、股沟皮肤）。

（1）有异味且生活需要协助者，帮助患者全面清洁皮肤，更换清洁衣裤；

（2）仅有皱褶性皮炎，皮肤无破损者，早晚清水擦洗 2 次，"赛肤润"涂抹；

（3）皮肤有破溃者，早晚生理盐水清洗、造口粉/透明贴护理；

（4）按时观察患者皮肤情况，及时发现问题及时处理。如果遇到不能解决的问题，可以逐级汇报、申请会诊。

7. 其他　对于超级肥胖合并心衰者，联系 MDT 会诊，术前每日监测体重变化,记录 24 小时出入量,关注水肿变化,测量维度,低热卡饮食,保证蛋白、微量元素、维生素摄入,定时监测电解质情况。如果患者暂时不适宜手术,可制定好治疗方案,患者回当地调整后再入院手术。

第二节　入院第二日护理临床路径

一、专科检查

完成空腹血标本采集、合理安排胃镜、B 超及其他专科检查。

二、评估能否执行糖耐量及胰岛素激发试验

(一)试验要求

(1)试验前要求受试者测空腹血糖,如果空腹血糖大于 10 mmol/L,则说明受试者存在高糖毒性抑制作用,此时不能真实反映受试者的胰岛功能;

(2)试验前须停用一切可能影响血糖(升高或降低)的药物,如糖皮质激素、避孕药、噻嗪类利尿剂、磺胺类药物、水杨酸钠等 3～7 天,以免影响试验结果;

（3）为保证血糖数值准确，血标本应在抽取后尽快送检；

（4）为减少静脉穿刺次数、减少患者痛苦，可采用静脉留置针方式采集血标本。

（二）糖耐量及胰岛素激发实验

（1）试验前一日正常饮食，晚 22:00 后禁食，可以少量饮水，保证充足睡眠；

（2）试验日清晨禁早餐、禁饮水，停用胰岛素及口服药（降压药正常服用）；

（3）试验前可准备少量冷开水，250 ml 温开水与 75 g 葡萄糖粉充分混匀；

（4）抽取空腹血；

（5）患者 5 分钟内喝完糖水，并从喝第一口水开始计时，分别于第 30 分钟、60 分钟、120 分钟、180 分钟抽血；

（6）试验过程中全程禁食；

（7）试验结束后检测血糖水平，按需要用药及进食；

（8）可用提示卡及计时器提醒患者及护士采血时间，以防漏抽或者时间点错误。提示卡如下：

姓名	空腹血	喝糖水时间	30 min	60 min	120 min	180 min
刘＊＊	已抽	08:00	08:30	09:00	10:00	11:00
王＊＊	已抽	08:05	08:35	09:05	10:05	11:05

三、术前手术方式的预判及手术方式相关说明

通过 iPad 讲解手术方式,医生根据患者的检验、检查结果以及自身需求,结合年龄、体重指数、生育要求、减肥经历、家族病史、胃镜情况等全面评估,综合考虑个体化的手术方式。

四、评估手术方式的接受程度及期望值

为避免患者对手术的过高期望,术前需要与患者仔细沟通手术的适应证及禁忌证,在尊重患者选择的同时,更要让患者认识到减重手术虽然有减重降糖的效果,但还需改变不良健康行为,包括其社会心理因素、饮食偏好、生活习惯等。过高及不切实际的期望是无法达成的。减重手术医生及个案管理师应客观评价手术效果。

五、术前及术后饮食宣教

因袖状胃切除术后胃肠道结构及功能改变的特殊性,术后恶心、呕吐的发生率高达 80%,通过采取术前限能均衡饮食可使患者提前适应术后胃肠道的低顺应性、高胃内压状况,从而降低术后恶心、呕吐的发生率。术前对患者术后饮食结构的宣教,可使患者提前适应和接受术后的流质饮食和具体进食方法,加

快恢复,减少术后并发症的发生。同时,通过术前提前告知,可以评估患者对术后饮食改变的心理状态,及时一对一沟通,减少患者术后因心理接受度低而致胃肠道功能的紊乱。

六、术前准备

(一)手术宣教

告知患者及家属术前流程和注意事项。

1. 术前宣教内容

(1)手术前晚流质饮食,20:00 开始禁食,22:00 开始禁水;

(2)取出假牙,去除金属饰品,修剪指甲(去除美甲);

(3)术前贴身更换清洁病员服,不穿内衣,内裤及袜子;

(4)术日晨口服药请遵循医嘱服用(如需服用请饮水约10 ml);

(5)为了治疗安全请勿擅自取下腕带;

(6)手术当天病房请留家属一人,以便与护士及时联系;

(7)请准备奶瓶一个、矿泉水一瓶以备术后使用;

(8)术后六小时可酌情做以下练习:① 抬臀练习(每日至少三次,十下为一组,每次三组),② 床上翻身活动,③ 有效咳嗽练习(深呼吸),④ 踝泵运动。

(9)术后暂禁食禁水,术后所有自备药请勿擅自服用。

2. 注意事项

(1) 饮水：手术回室后当天少量饮水，可用喷壶向嘴里少量喷水，湿润口腔（"银耳通"多次漱口，防止口腔干燥）。术后第一日，晨起即可饮水，建议用防胀气奶瓶或者小口杯饮水；在未通气前可以喝水 600 ml，通气后不限量，以能喝入最大量为准；术后第二日，饮水量 1200～1500 ml；术后第三日后保证每日水量在 1500 ml 以上。注意：小口慢喝，防止量过多，或者速度过快。遵照 6：3：1 饮水原则。

(2) 皮肤清洁：入院开始，每天清洁肚脐；术前一日，消毒肚脐，保证肚脐清洁干燥无污垢。上至乳头，下至耻骨联合上备皮。

(3) 术后活动：术后回室即可床上活动，但注意引流管和尿管，防止牵拉；踝泵运动，气压泵；床上翻身，抬臀运动。

(4) 术后症状护理

①恶心、呕吐：一般 24～72 小时后明显缓解；处理措施为遵医嘱给止吐药，防止剧烈呕吐导致出血等不良反应，术后早期下床活动，促胃肠道排气，减慢饮水速度。

②疼痛：手术切口、引流管口或者胃部疼痛不适，止疼药 q4h 给药，绝对止疼。

③窒息、呛咳：食管反流，麻醉清醒不理想，或者恶心、呕吐严重情况下，抬高床头＞30°，头偏向一侧，回室 4 小时内家属叫醒，避免深睡状态。

（二）备皮

不需要常规备皮。对于体毛比较多的患者建议术前备皮。核对患者,确认手术方式,确定皮肤准备范围,铺一次性治疗巾,协助患者摆好体位,充分暴露备皮区域,剃除毛发;用纱布蘸取滑石粉,涂擦备皮区域;一手用纱布绷紧皮肤,一手持备皮刀,分区剃净毛发(注意:备皮刀与皮肤保持45°,与毛发生长方向顺行。不可逆行剃除毛发,以免损伤)。检查毛发是否剃净,以及有无损伤局部皮肤,用浸温水的毛巾清洗局部皮肤。

（三）肚脐消毒

取清洁棉签一根,垂直90°轻轻测量脐孔,并做好标记;用刻度尺测量标记的长度并记录。

（1）脐孔深度<2 cm:将蘸取免洗手消毒液的棉球于脐孔内擦洗3遍;

（2）脐孔深度≥2 cm,结痂成块:先将蘸取免洗手消毒液的棉球于脐孔内浸泡5分钟,待污垢软化后用棉球蘸取免洗手消毒液清除污垢,再用干棉球顺时针方向清洁脐孔。

备注:如果患者脐孔较深,可从入院第一日起开始清洁消毒,防止脐部感染。

（四）全身皮肤准备

协助患者沐浴,洗手,修剪指(趾)甲;更换清洁衣服。

第三节　入院第三日(手术日)护理临床路径

一、患者回室管理

1. 患者搬运及交接　手术回室,患者清醒状态,可自行由手术室转运病床平移至病区病床。固定好病床,由 2 名以上护理人员接诊,1 名护士连接心电监护,测量生命体征并记录,进行手麻系统交接;1 名护士负责管道护理,查看及固定尿管及引流管,交代患者及家属注意事项;维护静脉通道,床边输液治疗。

2. 病情观察　密切观察生命体征变化,每小时巡视记录。

3. 管道护理　术后常规置尿管及腹腔引流管,动态观察引流量、色、性。如有异常变化,及时上报处理。

二、呼吸道管理

1. 体位　由于减重患者容易发生睡眠呼吸暂停综合征,为缓解患者咽喉部的脂肪压迫,一般要求回室后床头抬高>30°,以改善患者自主呼吸。

2. 监测血氧饱和度　由于肥胖患者长期缺氧导致血氧饱

和度异常,术后监测血氧饱和度至关重要。术后两天需保持低流量持续吸氧,以改善氧浓度指标。

3. 鼻咽通气道及无创呼吸机使用　术后根据患者血氧饱和度情况,可置入鼻咽通气道,术后第一日拔除,注意鼻腔黏膜保护;伴有严重睡眠呼吸暂停者,可继续使用无创呼吸机,关注患者通气及腹胀情况。

三、及时对症处理

患者术后恶心呕吐、疼痛较频繁,尤其在年龄较轻和女性患者中多见。关注患者术后恶心呕吐、疼痛等反应,建议按需给药,及时镇痛止吐,防止因剧烈呕吐诱发出血、高血压等,提高患者术后舒适度。

四、血糖、血压管理

1. 血糖管理　回顾性研究发现,约95%的糖尿病患者在减重代谢术后当日血糖即可自行恢复正常,术后常规监测血糖q4h,并做好详细记录,防止低血糖发生,保障患者术后血糖指标的平稳过渡。

2. 血压管理　围手术期血压可能会因手术应激和麻醉药等引起波动,气管插管、导尿管、麻醉深度不当、镇痛不全、心理因素等均可诱发围手术期高血压,而血压过高易引起吻合口破裂、出血、脑血管意外等危险。一般围术期高血压控制目标：血压低于 140/90 mmHg。

第四节　术后观察及出院管理

一、入院第四日（术后第一日）管理

（1）密切观察病情变化。

（2）拔除引流管及尿管，观察伤口情况。术后第一日晨常规拔除尿管；有腹腔引流管者，无异常情况下于术后第一日拔除。关注伤口缝合张力，有无伤口紧绷状况，拆除引流管口处的缝线。

（3）早期下床活动，促进胃肠功能恢复。

（4）关注患者恶心呕吐、疼痛、腹胀等反应有无改善。

（5）制定饮水计划，督促执行。

（6）关注患者实验室检查结果，有无黑便及呕血，预测有无出血及感染的风险。

（7）高血压、糖尿病患者术后继续监测血压、血糖变化。

二、术后第二日（出院日）管理

1. **出院指导**　告知出院结算流程，为其提供医保及商业保险报销材料及获取途径，方便患者完成费用结算。嘱患者带好随身物品，以防遗漏。

2. **饮食、运动、药物宣教**　通过视频、PPT、宣教手册等多形式对患者及家属进行术后早期营养教育，提供出院后营养和膳食计划指南。根据手术类型，指导患者按照分阶段饮食过渡原则进食。对于胃旁路术、袖状胃及十二指肠转流术等易发生术后营养风险的术式，以及术前存在营养问题者，需做好风险评估及预判，增强营养宣教力度，尽量减少术后营养并发症的发生。

运动方面，要求患者每周至少 150 分钟的中等强度有氧运动。每周运动目标 300 分钟，以及每周 2～3 次力量训练。减少久坐时间，增强身体活动耐受力。

药物方面，对于高血压、糖尿病患者，出院后做好血压、血糖监测，根据患者情况，及时调整用药。术后血糖控制不良者应由内分泌科医师进行用药指导。术后血压已控制的患者，应遵循筛查相关指南的推荐进行定期监测。

3. **术后常见并发症的预警及处理**　具体见表 10-1。

表10-1 术后常见并发症及处理方法

分级类别	分级标准	提示诊断	处理方式	发生率
I级	腹痛伴发热	消化道漏	立即就医	LRYGB 1.1%~1.4% LSG 0.7%~7%
	便血,呕血	消化道出血	立即就医	LRYGB 1.9%~4.4% LSG 0.7%~1.4%
	胸痛,胸闷,呼吸困难	肺栓塞	立即就医	0.3%~1.3%
	腹痛伴呕吐,肛门停止排气排便	肠梗阻	立即就医	1.3%~4.4%
	低血糖发作	倾倒综合征,低血糖反应	饮食宣教:少食多餐,进食高蛋白食物,少吃碳水化合物,随身携带糖果	40%
	呕吐伴不能饮水	误食,吻合口狭窄	禁食,禁饮3天,当地就医;静脉补液推荐剂量2500~300 ml(治疗方案:补液,护胃,补充电解质及维生素)等	3%~6%
II级	下肢麻木,乏力,站立困难	维生素D缺乏	用药宣教:补充维生素的重要性	1%~49%
	快速站立后出现头晕,黑朦,晕厥	体位性低血压,贫血	活动宣教:起床三部曲;饮食宣教:盐分补充,合理饮食,避免饱餐或饥饿,对症处理,出现症状时尽快口服糖水,或进食糖果,饼干;用药宣教:用降压药患者勿突然站起	1%

续表 10－1

分级类别	分级标准	提示诊断	处理方式	发生率
	口渴、唇裂、乏力、皮肤弹性差	饮水量不足	饮水宣教:饮水的重要性;预防便秘、痛风、促进减重效果;如何判断饮水量是否达标;饮水"葵花宝典"推文等	15%
	排便干结,大于3天无排便、排便费力干结	便秘	饮食宣教:补充药物、乳果糖—膳食纤维摄入;药物宣教:遵医嘱补充药物、乳果糖—杜密克,需要按1:1兑水,益生菌食—溶解后服用、水溶性维生素或膳食运动指导等	39%
Ⅲ级	排便大于3次/天、排便性状改变	腹泻	饮食宣教:饮食卫生、规律进食、少油少渣饮食等;药物宣教:遵医嘱用药思达、培菲康、易蒙停等	40%
	反酸、烧心、胸痛	反流性食管炎	对症处理:轻症观察、重者药物宣教:遵医嘱用药:奥美拉唑等;饮食宣教:规律进食、少食多餐、低脂饮食、戒烟戒酒等	20%~30%
	伤口渗液、化脓、脂肪液化等	伤口感染	鉴别伤口:当地医院普外科门诊就诊伤口护理	2.9%~4.4%

4. 宣教考核 将健康教育内容设置成减重术后知识问卷,以考核形式了解患者对知识的掌握程度;对考核不理想者,一对一再宣教。通过这种考核互动模式,改变以往被动宣教模式,让患者了解对健康知识的薄弱处,及时发现问题,及纠正不足,提高患者自我观察、自我管理的积极性。

5. 添加微信群,定期随访 术后添加微信群,更改个人信息,集中化管理,实现出院后的再教育及同伴教育模式,同时了解患者出院后的动态情况。定期通过微信群通知复诊时间及健康教育信息。

6. 自我管理教育 告知患者,手术只是减重的开始,而不是结束,能否将体重降至理想体重,依靠的是自身生活习惯的改变。不规律随访、不依从减重术后健康教育内容,会导致体重减少不达标或增加术后并发症发生率。

综上所述,减重代谢手术围手术期护理临床路径对临床护理工作有重要指导意义。对于减重个案管理师来说,从入院评估、检查安排、用药指导、基础护理、专科指标监测、健康教育到出院,全程参与,起着重要的沟通及协调作用。通过临床路径的制定及执行,可以提高工作效率,发现问题,不断完善临床路径内容,从而使护理工作更加全面。

减重代谢手术围手术期护理临床路径见表 10-2。

表 10 - 2　减重代谢手术围手术期护理临床路径

时间	内容
入院 第一日	接诊:责任护士询问患者基本信息,介绍病区环境及人员构成,重点介绍个案管理师 个案管理师:自我介绍,运用量表专科评估,测量"五围",测试全身脂肪分布状况,留取影像学照片 检查安排:了解患者检查进程,及时跟进检查安排的进度,详细记录 检验:指导患者第二日抽血注意事项 护理计划及措施:针对血压、血糖异常,合并心衰、呼衰,伴有睡眠呼吸暂停等合并症者,对症处理(MDT 会诊) 纳入专科指标监测及干预
入院 第二日	完成静脉血采集 评估能否执行及尽早完成糖耐量及胰岛素激发试验 合理安排胃镜、B超及其他专科检查 术前手术方式的预判及手术方式相关说明 评估手术方式的接受程度及期望值 术前及术后饮食宣教 评估对于术后饮食改变的心理变化,一对一沟通 术前准备:告知患者及家属术前流程和注意事项,术后及早期下床活动指导
入院 第三日 (手术日)	密切观察生命体征变化,精准记录 留置腹腔引流管及尿管,动态观察引流量、色、性变化 注重呼吸道管理,床头抬高>30° 关注患者术后恶心、呕吐、疼痛反应,及时对症处理 每 4 小时一次监测血糖,血压高于基础血压,及时干预 全量补液 舒适度护理

时间	内容
入院第四日（术后第一日）	密切观察患者病情变化
	拔除引流管及尿管，观察伤口情况
	早期下床活动，促进胃肠功能恢复
	制定饮水计划，督促执行
	关注患者恶心、呕吐、疼痛、腹胀等术后反应
	关注患者实验室检查，有无黑便及呕血，预测有无出血及感染的风险
	用药及心理指导
	高血压、糖尿病患者术后监测血压、血糖变化
	全量补液
入院第五日（术后第二日）	出院指导
	饮食、运动、药物宣教
	术后常见并发症的预警及处理
	宣教考核
	添加社群，定期随访
	自我管理教育

（刘瑞萍）

第十一章

术中物品准备及护理流程

减重代谢手术是腹部外科新的亚专业,由于患者的特殊性以及术式操作的不同,需要在腹腔镜手术基础上准备相关的物品。每一种手术术式都要制定相应的护理流程,按流程进行。

第一节 减重手术物品的准备与访视

一、减重手术器械及辅助用品的准备

减重手术是在腹腔镜下或由机器人系统完成,需要高清腔镜系统。主要物品包括:气腹针(普通与加长),11#刀片,巾钳6把,鼠齿钳(爱丽丝钳)6把,针持1把,卵圆钳2把,血管钳6把,大血管钳2把,线剪1把,气腹管,吸引器管。

腔镜下器械:电凝勾(1),电凝棒(1),针持(1),36Fr支撑胃管(1),电凝线(1),吸引器(1),肝挡(1),剪刀(1),分离钳(1),有齿抓钳(1),无损伤钳(2),肠钳(2),超声刀或者Ligasure,高清镜头(5 mm、10 mm),并且腹腔镜器械需要备加长版。

按标准的五孔法准备穿刺器:12 mm 的 1 个,10 mm 的 1 个,5 mm 的 3 个,备加长穿刺器。

缝线:3－0 可吸收线(薇乔线,),2－0 不可吸收线(爱惜帮),3－0 倒刺线,3－0 快乔线,VCP603。

腔镜下的切割闭合器是一种自动完成切割吻合的器械,长度目前主要是 45 mm、60 mm;再根据组织厚度选择合适的 GIA 钉高,不同钉高以不同颜色表示,从高到低的顺序是:黑—绿—金—蓝—白—灰,一般使用 12 mm 穿刺器,个别品牌的绿钉及黑钉须用 15 mm 穿刺器。强生公司的产品是更换钉匣,美敦力的类似产品钉子与切割刀是一体的,一般胃窦处最厚,选用黑钉或者绿钉,胃体选用金钉或者蓝钉,胃底建议选用蓝钉,小肠切割吻合选用白钉,系膜以及脾蒂血管可以选用灰色钉仓。每家公司的产品都有一定的技术要求,使用过程中应该遵从指导建议。

36Fr 支撑胃管(bougie):无论是袖状胃切除术还是胃旁路术,都需要术中使用支撑胃管(矫正棒,bougie)。直径 1.2 cm的最具有广适性,建议替代支撑胃管尺寸在 30～40 Fr。术中使用电子胃镜的直径一般是 1 cm 左右。

硅凝胶垫:腘窝垫,脚踝垫。

踏脚板:固定于患者脚下。

两侧插手板:用于双上肢外展。

约束带:宽约束带用于患者下肢固定和胸部固定。

麻醉物品:B超仪、可视喉镜。

二、术前访视

护理人员进行术前访视是对患者进行手术照护重要的环节，也是对患者进行评估和沟通的机会。访视的主要内容包括：患者的基本状况（年龄，性别，BMI，烟酒史，家族史等）；伴发疾病情况；拟定手术方式；过敏史；患者意愿；特殊情况（心肺功能，药物使用等）。

1. 术前嘱咐　手术前嘱咐患者卸去口红、指甲油等可能影响医护人员在手术过程中判断观察的装饰，同时和病房护士一起指导病人将身上各项饰物及附属物去除，如：隐形眼镜、活动假牙、手镯、耳环、项链等，以避免手术中的烧烫伤或者造成手术中潜在性伤害。若是无法移除的物品，要妥善包裹，避免直接接触患者皮肤，并且交代可能出现的损毁、不可修复等意外情况。

2. 术前病历复习　术前访视需要仔细复习患者病历资料，对检查化验的各项结果进行必要的汇总，特别是重要脏器功能，合并代谢疾病的种类，是否有高血压、糖尿病等，过敏物品、药品，以及女性患者是否月经期，是否贫血或者有抗凝药物使用。对于那些术前检查有合并 OSA 的患者，关注血气分析结果。特殊情况可以和外科医生及时沟通。

3. 术前沟通教育　术前访视是对患者进行教育的机会，手术过程是患者感到恐惧不安的环节，因此向患者介绍入室流程，包括体位，开放静脉、动脉置管的过程，麻醉手术的流程，清醒拔管时候的配合,以及回病房的体征条件等,使患者有一个大概的了解,让患者确信手术室内的隐私保护以及医护关心,减少恐惧不安。

已确定手术方式的,可以向患者简介手术的过程,以及术后可能出现的症状和处理措施等。术前和患者的沟通要做到温馨、科学、准确、一致。

第二节　术中护理和流程

一、手术之前的护理

患者进预麻间后进行核对:患者姓名、住院号、病床号,核对带入物品,按照病房的核查单进行交接,接送人员推送过程以及交接中应注意保护患者的隐私及安全。

护士向患者做自我介绍,并介绍环境以及麻醉的过程、下一步的操作等。江苏省人民医院手术室一般在预麻间开放静脉,并做动脉置管,需要提前向患者介绍配合要求及感受。等待手术过程中要做好安全护理,防止跌落以及置管脱落等情况。

患者进入手术间后再次依据手术通知单及病人腕带和病历进行手术病人四方核对,核对项目包含:①基本资料:响亮询问病人姓名、病床号、手术名称等资料,分别与病人,麻醉师、外科医生进行核对,并确认扫码腕带与病历上住院号、性别、手术医师等资料符合无误。②手术部位:检查是否有手术安全标识,确认手术部位及方式。③附属物品:再次检查病人身上的饰品及附属物是否已经移除。④病历检查:安全核查单以及术前签字页等是否完善无误。

手术室内温度一般控制在 $20\sim24\ ^\circ\text{C}$,湿度在 $50\%\sim60\%$,注意患者保暖,且手术中手术室的门应随时保持关闭状态,仅限手术必要人员进出。

二、手术物品的准备

检查中央 CO_2 以及负压吸引器压力是否正常,腹腔镜系统以及中央控制系统工作正常,手术床充电完全,操作板状态正常。

检查无影灯、能量机器设备功能是否良好。手术前应检查手术所需的器材、耗材、物品是否足够、适用,并确认有效期。

手术开始时手术室巡回护士配合手术医师灌注 CO_2 气体形成气腹,而灌注时须留意灌注的最大流速及压力,一般建议减重手术设定在 $13\sim15\ \text{mmHg}$ 为宜。显像系统建议高清腹腔镜系统,设置至少双显示屏,吊塔式可旋转整体手术间较为适合,腹腔镜的主控操作系统应可以刻录手术视频。

三、能量器械选择

一般选择超声刀或者结扎束(Ligasure)以及电凝系统。超声刀能量系统以强生公司产品为例,设定 Level 1:电凝能力较强;设定 Level 5:切割能力较强。一般切割止血设定 Level 3。超声刀的原理是主机利用电能转换成震动能,让器械产生每秒55500 Hz 频率震动,从而产生超声波的动能,震动能量传至尖端以进行手术。不同于电凝,超声刀是将组织中的蛋白质氢键断裂形成凝结,凝固的蛋白质把血管封住,达成深部的止血,可以凝闭 5 mm 以下的血管。超声刀产生的是水蒸气,减少手术室的烟雾污染。

Ligasure(力扎束)是美敦力外科的产品,一般设定 Ligasure功率为 2 档,依手术实际需要最高可调至 3 档。Ligasure 是一种可以闭合 7mm 血管的手术器械,通过双极能量压缩血管和闭合来实现止血的目的,凝结完成后主机有反馈提示音,再通过手柄的扳机出刀切割。它产生的污染物少,视野清晰。

还有一些其他双极电凝的产品被用于减重外科。普通双极电凝的使用特点:无需与病人人体形成回路,只有电凝止血的作用,没有切割的作用,凝血的部位是在两片电极之间。相对于单极电刀的电凝功能来说更安全,凝血效果更好。要根据医院手术室的具体情况安排能量器械的使用,一般能量器械主机放置在术者一侧,便于固定操作。

单极电凝主要是用于电凝钩或者电凝棒的使用,能量输出一般设定在 40 瓦。需要注意的是,连接患者的电极板需要妥善固定,一般在患者下肢,避开皮肤破损、毛发浓密以及关节处,并且还要主要避开约束带固定处。连接正确,电极板指示灯就会从红色转为绿灯。

巡回护士手术开始前要检查能量产品的安全性、有效性,设置数值正确,电极粘贴恰当。洗手护士台上安装熟练,检测反馈正常,才能腹腔内使用。

四、手术体位与保护

目前减重手术根据术者站位的不同,患者有平卧位和分腿位两种形式。在麻醉诱导阶段一般采取斜坡位,减重手术中采取头高脚低的沙滩椅位,根据手术流程不同,有的医生会要求术中短暂的头低足高位,采取电控床便于调节。

患者从转运床移动到手术台时候,需要强调安全和隐私保护。务必确认先锁住固定转运推床及手术床,床的两边需要有医护人员共同协助,并施行保护,防止在换床过程中病人跌落的严重风险。可采取仰卧位平移,注意静脉动脉置管的保护。由于病人体积大而手术床相对较窄,所以在病人移位至手术床后,应立即于手术床两侧架上手架,使病人双上肢自然平放于两侧手架并加以固定,病人的手臂与躯干不可大于 90°角以避免损伤臂丛神经。注意病人手术全程的保暖和隐私保护,可简单向患者说明情况,以减轻病人的焦虑和恐惧心理。在麻醉诱导前即对下肢进行约束固定,并调整好患者的脚架进行固定,并注意腘窝和踝关节处放置凝胶垫进行保护。

对于减重手术的肥胖患者尤其要注意压疮的预防,对患者容易受压部位进行保护,如:使用骶尾部的防压粘贴垫、腘窝和足跟部的凝胶垫等。除了压疮预防保护以外,还需要注意安全可靠的固定约束,约束带固定时需避免造成神经损伤及局部组织的坏死,需确认脚架固定旋钮已经旋紧,防止手术中变换体位时支撑脚架松脱,导致病人下肢掉落或者滑脱,造成损害。如果是分腿截石位则更需要分别固定,病人脚位的姿势摆妥后,再将臀部以下手术床脚板完全放下,使病人的臀部距离手术台边缘5cm 左右,避免术中病人头高脚低时发生下滑危险。

如果预计手术时间较长,可在病人的双脚绑上弹性绷带,以避免长时间双膝弯曲导致静脉淤积或血栓发生。为预防产生深层静脉血栓,可使用抗血栓气泵压缩系统。

五、手术部位消毒及铺单

目前绝大多数医院以碘伏溶液进行皮肤消毒,由于重度肥胖患者的腹部面积较大,可以一助戴手套使用大消毒垫消毒,或者选择腰麻专用的带手柄消毒海绵垫,皮肤消毒范围上至乳头连线,下至大腿上 1/3 处,待消毒液完全干燥后可进行铺无菌单。无菌手术野一般是从剑突到脐部,两侧到腋前线。刷手护师协助铺设无菌手术台,遵循相应的原则和规范。

手术器材及敷料的清点:按照普外科的手术流程以及相关规定进行清点,特别是纱布、针头、刀片、缝针与器械等。需要提醒注意器械的完整性,特别是进入腹腔的电凝钩以及超声刀等能量器械的完整性。术中可能使用腹腔内纱布等,务必计数,按要求多次清点。

手术完成后,移动患者时,应避免牵扯管道,引流管以及尿管等需要标记,手术伤口应敷料粘贴固定。

六、手术护理记录单

每个医院的手术室都有手术护理记录单,有的需要在电脑系统进行维护,包括患者入室的物品、手术经过、手术所用物品、出室时所带出的管道等。由于包含的条目较多,就不在此处一一提及。需要特殊交接的情况,可以在文件中标注,在病房床边当面交接。

需要强调以下几点:

1. 从开始到结束要反复强调安全性 包括患者的核对,妥善固定与保护,电极粘贴与能量器械安全,操作系统的正确使用,进入腹腔器械的完整性与功能的完善,敷料纱布等耗材的清点,转运患者的安全措施,三次交接的完整性等等,这也是所有手术都必须做到的要求。

2. 做好转运的安全保护措施 对于重度肥胖患者来说,从转运床到手术床、从手术床到转运床、从转运床到病房床位,要强调对患者的保护,防止跌落伤,或者管道的滑脱;其次,在搬运患者过程中也要防止医护人员的肌肉损伤,使用专用的滑板可以减轻搬运时的困难;同时注意再次转运床和手术床的安全,搬运时的固定以及侧面保护等。

3. 做好心理护理与隐私保护 肥胖患者的心理承受能力相对较弱,对手术恐惧,甚至可能出现放弃手术的念头,或者出现血压升高、烦躁不安、焦虑等心理状态。在预麻间,接到患者的第一时间就要做好心理护理,用平和温暖的语言向其介绍环境及流程,缓解患者的心理压力。在操作时做好解释工作,在搬运以及治疗时做好隐私保护工作,维护患者的尊严。

4. 需要强调流程与规范 手术室有自身的规章制度,每一步的接诊或者治疗都有院级以及国家级的规范与标准,因此要严格按照操作流程进行。对于减重代谢手术的每一种术式,都要制定相应的护理操作流程;对于每个文件的书写要及时、认真、确切,签字确认;核对或者需要语言交流时要做到清晰、响亮、明确,保持手术室的安静,减少随意的走动或者参观等。

5. 倡导减重手术护理队伍的稳定性 绝大多数医院都有手术护理团队的专业化分工,减重外科作为新兴的专业,更需要固定的护理团队、固定的麻醉师队伍。根据工作量的大小可以设置相对固定的洗手护士以及巡回护士,并且建议此类人员固定参与减重手术时间至少要超过 6 个月,这样可以大幅度提高效率,并制定标准化的护理流程,同时在此基础上可以开展护理的相关研究工作。

6. 做好各种应急预案　减重手术虽然是在腹腔镜下完成，绝大多数患者都能顺利完成，但是依然面临各种意外和可能的术中并发症。除了常规备加长器械和腹腔镜镜头以外，针对各种可能出现的意外，江苏省人民医院手术室制定了相应的护理流程，比如：腔镜下切割吻合器故障的应对流程，术中脾脏损伤大出血的护理流程，术后急诊再次手术的护理流程等等。

此外要督促外科医生针对每一种手术术式制定相应的操作流程，在此基础上制定相应的护理流程，从而形成文件或者幻灯，这样利于传帮带，新加入的护理人员要台上带教一段时间，能更容易度过学习曲线，熟悉流程，降低术中的差错率。护理人员也要不断学习减重专科知识及进展。

在减重手术的实施过程中，无论是外科医生还是麻醉师或者是护理人员，都要意识到团队是一个整体，都是为患者服务，因此既要分工明确、各司其职，又要强调相互尊重，做好协调工作，面对特殊病情需要充分交流沟通。外科医生应该主动承担非技术性工作。所有人在患者面前不讨论与手术无关的话题，避免使用"胖子""大胖子""怎么吃得这么胖"之类带有歧视和不尊重的语言或举动，营造和谐、温馨的手术环境。

（梁辉　张海伟）

第十二章

袖状胃切除术的标准化流程

袖状胃切除术（SG）因其操作简单，不改变消化道连续性，加之减重效果比较理想，因此成为占比最高的减重术式。SG 手术尽管看起来简单，其实要做到标准、规范还是有一定的难度。SG 术后的三大并发症处理起来有一定的困难，特别是术后漏的发生，处理起来时间长、花费大，甚至占到术后死亡原因的第二位。

减重外科的指南都是以目标进行粗略指导，江苏省人民医院减重代谢外科把操作步骤进行细化，形成了标准化流程。

第一节　患者选择及准备

一、患者选择标准

袖状胃切除技术标准		中国肥胖及 2 型糖尿病外科治疗指南(2019 版)	ASMBS 教科书(2 版)
适应证	符合中国 2019 版指南规定的手术标准	单纯肥胖病人手术适应证: (1) BMI≥37.5 kg/m²,建议积极手术;32.5 kg/m²≤BMI<37.5 kg/m²,推荐手术;27.5 kg/m²≤BMI<32.5 kg/m²,经改变生活方式和内科治疗难以控制,且至少符合 2 项代谢综合征组分,或存在合并症,综合评估后可考虑手术。 (2) 男性腰围≥90 cm,女性腰围≥85 cm,参考影像学检查提示中心型肥胖,经多学科综合治疗协作组(MDT)广泛征询意见后可酌情提高手术推荐等级。 (3) 建议手术年龄为 16～65 岁。 2 型糖尿病病人手术适应证: (1) T2DM 病人仍存有一定的胰岛素分泌功能。 (2) BMI≥32.5 kg/m²,建议积极手术;27.5 kg/m²≤BMI<32.5 kg/m²,推荐手术;25 kg/m²≤BMI<27.5 kg/m²,经改变生活方式和药物治疗难以控制血糖,且至少符合 2 项代谢综合征组分,或存在合并症,慎重开展手术。 (3) 对于 25 kg/m²≤BMI<27.5 kg/m²的病人,男性腰围≥90 cm,女性腰围≥85 cm 及参考影像学检查提示中心型肥胖,经 MDT 广泛征询意见后可酌情提高手术推荐等级。 (4) 建议手术年龄为 16～65 岁。	(1) BMI≥40 kg/m²或 BMI≥35 kg/m²伴有高风险的合并症(例如高血压,糖尿病,阻塞性睡眠呼吸暂停和肥胖低通气,肥胖相关性心肌病,关节疾病,痛风,高脂血症,非酒精性脂肪肝,胃食管反流,假性脑瘤,哮喘,静脉淤积症和尿失禁),或肥胖引起的生活受限。 (2) 能够并愿意遵守术后生活方式变化,膳食补充和随访。 (3) 没有年龄限制。

	袖状胃切除技术标准	中国肥胖及2型糖尿病外科治疗指南(2019版)	ASMBS教科书(2版)
禁忌证	符合中国2019版指南规定的禁忌证	(1) 明确诊断为非肥胖型1型糖尿病。 (2) 以治疗T2DM为目的的病人胰岛B细胞功能已基本丧失。 (3) 对于BMI<25.0 kg/m² 的病人,目前不推荐手术。 (4) 妊娠糖尿病及某些特殊类型糖尿病病人。 (5) 滥用药物或酒精成瘾或患有难以控制的精神疾病。 (6) 智力障碍或智力不成熟,行为不能自控者。 (7) 对手术预期不符合实际者。 (8) 不愿承担手术潜在并发症风险者。 (9) 不能配合术后饮食及生活习惯的改变,依从性差者。 (10) 全身状况差,难以耐受全身麻醉或手术者。 (11) 术前合并GERD的病人术后可能导致症状加重,故术前须进行充分评估。	(1) 严重心力衰竭,不稳定的冠状动脉疾病,晚期肺部疾病,癌症,肝硬化伴有门脉高压,全身麻醉相关禁忌症,无法纠正的凝血功能障碍,活动性消化道溃疡。 (2) 不能接受手术风险,不受控制的药物或酒精依赖,智力低下。 (3) 预期在12～18个月内怀孕的人需推迟手术。

二、物品准备

	袖状胃切除技术标准
特殊用物	（1）确认接送患者的转运床和手术床承重负荷超过患者体重，手术床需配置手架及脚蹬 （2）机体各着力点（如腘窝、脚踝、尾骨等）保护用体位垫（硅凝胶垫）及泡沫敷料 （3）超声刀或 Ligasure （4）32～38 Fr 胃管
手术器械	（1）备加长气腹针 1 根 （2）腹腔镜下五叶扇形拉钩或肝脏拉钩 1 把 （3）无损伤钳、肠钳、分离钳、针持、标本钳各 2 把（需备一套加长器械） （4）穿刺器 12 mm 1 个，10 mm 2 个，5 mm 2 个（需备一套加长穿刺器） （5）腹腔镜镜头（30°）一套（备加长镜头）
一次性耗材	（1）11♯刀片，抗菌粘贴巾（60＊40 cm），吸引管、保护套 2 个、导尿包，3－0 薇乔线，3－0 倒刺线 3～4 根、引流管 1 根 （2）腹腔镜切割闭合器 1 把（需备一套加长器械），钉仓备黑钉（钉高 5.0 mm，选用）、绿钉（钉高 4.8 mm）和蓝钉（钉高 3.5 mm） （3）超声刀或 Ligasure 一把（需备一套加长器械）

第二节　袖状胃切除术的操作流程

一、操作流程

	袖状胃切除技术标准	中国肥胖及 2 型糖尿病外科治疗指南(2019 版)	ASMBS 教科书(2 版)
体位	患者取平卧位,两臂外展(固定于手架),不分腿,牢固固定(下肢约束带＋脚蹬),腘窝和踝关节使用体位垫保护,骶尾部使用泡沫敷料保护,反 Trendelenburg 体位(45°)	单纯肥胖或合并糖尿病的肥胖病人常发生压疮和神经损伤,故应特别注意肥胖病人的体位并保护重点部位皮肤	患者平卧,分腿或不分腿,牢固固定于手术台上,反 Trendelenburg 体位,略向右侧倾斜,下肢使用抗栓袜并使用间断加压装置
建立气腹	加长气腹针自脐孔穿刺进腹,建立气腹;或可视穿刺进腹		开放技术于脐上逐层进腹,建立气腹
穿刺孔			

续表

	袖状胃切除 技术标准	中国肥胖及 2 型糖尿病 外科治疗指南(2019 版)	ASMBS 教科书 (2 版)
胃内 减压	麻醉后经口腔置入支撑胃管,在腹腔镜监视下将胃管置入胃窦,逐步后退,吸空胃内容物,将胃管退回食管		
入路	使用超声刀或 Ligasure,在胃角对侧胃大弯,贴胃壁离断血管终末支,进入网膜囊		切开胃网膜血管弓的分支,进入网膜囊
游离 标准	完全游离胃底、胃大弯及胃后壁,直至幽门,暴露左侧膈肌角及食管左侧	完全游离胃底及胃大弯	完全游离胃底和胃大弯,远端游离至幽门上 2 cm
术中见合并食道裂孔疝	使用 2-0 不可吸收线间断缝合修补食管裂孔,必要时可使用专用补片	术中须同期修补	使用不可吸收线修补,腹段食管保留3cm,必要时可使用补片
确定 切割线	将 32~38 Fr 支撑胃管置入胃内至幽门,使之紧贴小弯侧	以 32~36 Fr 支撑胃管作为胃内支撑	将 34~40 Fr 支撑胃管置入胃内至幽门,并紧贴小弯侧
钉仓 选择	用 60 mm 的钉仓,第一个钉仓选用黑钉或绿钉,第二个建议选用绿钉,胃体和胃底用蓝钉完成全部切割操作		用 60 mm 的钉仓,前两个钉仓选用黑钉(5 mm)或绿钉(4.8 mm),接着使用蓝钉或金钉完成全部切割操作
切割 起点	距幽门 2 cm 处作为切割起点	距幽门 2~6 cm 处作为胃大弯切割起点	距幽门 4 cm 处作为切割起点
切割 终点	在距胃食管结合部 1.5~2 cm 处离断	完整保留贲门	在距胃食管结合部 0.5~1 cm 处离断

	袖状胃切除 技术标准	中国肥胖及 2 型糖尿病 外科治疗指南（2019 版）	ASMBS 教科书 （2 版）
切缘 加强	半荷包包埋近食管胃底结合处胃切缘，连续垂直褥式浆肌层缝合包埋切缘至胃角处，胃角以下连续全层缝合切缘，并与网膜缝合固定，完成切缘全长的加强缝合	加强缝合有助于减少切缘出血的发生	在钉合时附加可吸收的支撑材料加强切缘，或选用 3-0 单股可吸收缝线，在切缘两侧浆肌层连续贯穿 8 字缝合加强切缘全长
切割 标准	完全切除胃底、胃大弯以及部分胃窦	完全切除胃底和胃大弯	完全切除胃底、胃大弯以及部分胃窦
测试	不建议测试		麻醉师将胃管置入胃窦，保证残胃通畅；自胃管注入 50～100 ml 亚甲蓝溶液测试切缘闭合满意度
麻醉 恢复	手术结束后患者送麻醉恢复室，患者可使用舒更葡糖钠（布瑞亭，Bridion）拮抗肌松，缩短麻醉恢复时间，提高安全性		病态肥胖患者从神经肌肉阻滞迅速彻底恢复十分重要。舒更葡糖钠是第一种选择性的肌松药物拮抗剂，选择性拮抗罗库溴铵和维库溴铵。使用剂量 16 mg/kg
引流 管	不放胃管，根据术中情况放置腹腔引流管和尿管，尿管可在患者清醒后拔除		不放胃管、腹腔引流管及尿管
术后 镇痛	术中于 12 mm 穿刺孔周围注射罗哌卡因 20 mg 局部镇痛，术后选择非甾体类抗炎药（NSAID）和阿片类药物镇痛		常用药物包括局部麻醉药，对乙酰氨基酚，非甾体类抗炎药（NSAID）和阿片类药物

续表

	袖状胃切除 技术标准	中国肥胖及 2 型糖尿病 外科治疗指南(2019 版)	ASMBS 教科书 (2 版)
术后 预防 静脉 血栓	术后当天常规使用下肢间歇性加压装置,术前 Caprini 评分>2 分的患者术后使用低分子肝素	术后采用注射低分子肝素、穿戴弹力袜或其他持续性压迫装置等措施预防血栓	术后常规使用下肢间歇性加压装置和低分子肝素
术后 止吐	术后常用止吐药为甲氧氯普胺和昂丹司琼		术后常用止吐药包括丙氯拉嗪,阿瑞匹坦,三甲基苯甲酰胺和苯海拉明
围手术期抗生素使用	围手术期常规预防性使用抗生素,首选头孢唑林钠,青霉素过敏的患者首选克林霉素		围手术期常规预防性使用抗生素,最常用的是头孢唑林,青霉素过敏的患者首选克林霉素
术后 下床 活动	清醒后可下床活动	建议术后早期下床活动	术后尽量动员患者早期下床活动,如果身体条件允许,可以当天下床(术后 4 小时)
早期 流质 饮食	术后第一天开始进水,当天饮水 500 ml,第二天可以饮水 1000～1500 ml,以后每天饮水量要求 2000～2500 ml	术后 1～5 天开始酌量给予清流食	术后当天或第一天开始清流质饮食
制酸 治疗	出院后口服质子泵抑制剂 4 周		出院后口服质子泵抑制剂 6～8 周

二、术后营养支持

	袖状胃切除技术标准	中国肥胖及2型糖尿病外科治疗指南(2019版)	ASMBS教科书（2版）
饮食调整	术后清流质饮食两周，流质饮食两周，之后给予半流质饮食一个月，软食一个月，术后三个月恢复到正常饮食	术后1～5天开始酌量给予清流食，之后，给予低糖、低脂、无咖啡因半流质和软质食物，逐步添加固体食物，直至恢复正常进食	术后流质饮食两周，之后给予半流饮食并逐渐过渡到正常饮食
蛋白补充	术后每天补充60～80 g蛋白	每日需摄入足够蛋白量，建议为60～80 g/d。此外，每天应针对性补充蛋白质最多1.5 g/kg理想体重	术后每天补充60～80 g蛋白或按1～1.5 g/kg标准体重
维生素、微量元素补充	长期补充足量的多种维生素与微量元素，术后三个月内建议使用含化片或泡腾片。补充量参考ASMBS指南	长期补充足量的多种维生素与微量元素，建议在术后早期（3个月内）口服咀嚼或液体形式予以补充。补充量须满足个体化需求	术后维生素和微量元素的补充必不可少，具体补充量为：Vit A 5000～10000 IU/d，Vit K 90～120 μg/d，Vit B_1 50 mg/d，Vit B_{12} 350～500 μg/d，叶酸 400～800 μg/d，Vit D 3000 IU/d，Vit E 15 mg/d，钙 1200～1500 mg/d，铁 45～60 mg/d，锌 8～11 mg/d，铜 1 mg/d
术后随访	多学科联合随访，随访时间为术后1、3、6、9、12、18、24个月，以后每年一次	随访时间为术后1、3、6、12个月，以后每年一次	术后6、12个月，以后每年一次

	袖状胃切除技术标准	中国肥胖及 2 型糖尿病外科治疗指南(2019 版)	ASMBS 教科书（2 版）
随访内容	营养和运动调查、教育和咨询；体重、腹围、皮下脂肪；呼吸、心率、血压、体温；药物使用；血糖；血、尿常规；血液生化；OGTT、血清胰岛素和 C 肽、HbA1c(术前诊断为糖尿病患者)；血清维生素与微量元素水平；并发症监测	营养和运动调查及教育；体重、腹围、皮下脂肪；呼吸、心率、血压、体温；药物使用(代谢相关)；血糖；血、尿常规；血液生化(血脂分类)；OGTT、血清胰岛素和 C 肽、HbA1c；血清维生素与微量元素水平；并发症监测	监测营养状况、长期并发症以及提供持续的医学，心理和饮食评估

是否施行减孔手术,要根据患者的身体条件以及自身的技术条件,应该把安全和效果放在首位,最好使用专用的单孔器械。SG 术前的反流性食管炎的筛查、术中的明确诊断、同时对松弛的膈肌脚进行修补,可以大幅度降低术后的反流率。

随着 SG 病例数的增加,SG 术后因为体重反弹或者反流性食管炎等原因需做修正手术的患者势必增加,是否再做 SG(RE-SG)、或者改做 RYGB、或者做 SG Plus 的术式,需要根据肥胖原因并发症的种类,在多学科讨论的基础上权衡利弊进行决策。

（管蔚　梁辉）

第十三章

胃旁路手术的标准化流程与配合

胃旁路手术是经典的减重代谢外科术式，20世纪60年代，Mason和Ito首先报道了该术式，经过改良以后成为今天的标准化术式。该手术主要用于2型糖尿病以及重度肥胖患者，或者SG术后的修正手术。

江苏省人民医院减重代谢外科经过对该术式的操作改良，形成手术的主要步骤，包括：①胃小囊制作；②胆胰支测量；③胃肠吻合；④食物支测量；⑤肠肠吻合；⑥系膜裂孔以及Petersen间隙的关闭。术中护理标准化流程可以节约时间，减少多余操作，缩短学习曲线，降低术中术后并发症。

第一节 手术准备

1. 敷料 剖腹包、剖腹被、手术衣、微创用锁边小纱布。

2. 器械 常规手术器械一套，常规腹腔镜减重手术器械一套，备加长肠钳和无损伤钳各两把，加长分离钳、针持、电凝钩和吸引器各一把,五爪钳一把,加长气腹针一根,加长穿刺器,备加长镜头及加长切割闭合器。

3. 仪器　腹腔镜系统、超声刀或者结扎束、电刀、手术高清录像设备。

4. 一次性用物　11♯刀片、3M 抗菌粘贴巾(60cm×40 cm)、吸引管、保护套 2 个、导尿包、5 mm 一次性穿刺器 3 个、12 mm 一次性穿刺器 1 个、10 mm 一次性穿刺器 1 个,强生 3-0 薇乔(vcp772D)1 包、3-0 倒刺线 2 根,2-0 无损伤带针缝线 Surgilon(3369)1 包、带针切口缝线(vcp603)1 包、扁形引流管 1 根、贝朗切口胶 1 支。

5. 特殊用物　备 60 mm 切割闭合器(EC60A)一把,60 mm 蓝钉仓(ECR60B)5 个(成钉高度 1.5 mm),60 mm 白钉仓 (ECR60W)2 个(成钉高度 1.0 mm),36Fr 矫正棒(Bougie)1 根。

确认接送患者的手术床和手术台承重负荷满足患者体重。

患者到预麻间以后核对患者基本信息,检查带入物品、药品,以及患者是否有药物过敏、呼吸道感染、皮损等,可以超声引导下开放静脉,麻醉师开放动脉置管。注意患者的隐私保护以及给予适当的安慰交流。

第二节　手术配合（巡回护士配合）

患者进入手术室后再次核对患者信息，确认安全核查表项目。

1. **体位摆放**　肥胖患者体型较大，需注意减轻或消除机体各着力点在体位变化后所承受的异常压力，以及体位垫、约束带等对血管、神经等组织造成的压迫，避免损伤及压疮形成。头下置一软枕；两侧上肢外展，固定于托手板上，下垫硅凝胶垫，外展角度小于 90°，避免神经损伤。尾骨位置贴上减压贴，腘窝处用半圆形软垫垫高 20°；双脚踝用硅凝胶垫垫高，使下肢处于自然位置，避免小腿受压，在膝关节上 5 cm 处用 10～15 cm 宽的约束带固定；足跟贴上脂质水胶泡沫敷料（优洁），贴好负极板。手术床为麻醉需要设置成头高脚低坡度 20°～30°。

2. **建立静脉通道**　由于病人脂肪丰富，静脉开放较一般病人困难，应首先评估病人的静脉是否易于穿刺，一般建议在预麻间超声引导穿刺。遵循保护血管原则，首选肘正中静脉或贵要静脉。

3. **无菌台铺设**　一般需要两个无菌台（欧式大无菌台），手术台尾侧需要置放托盘。

4. **连接仪器设备**　医生消毒无菌单铺好后，准确连接腹腔镜及电刀、超声刀等仪器设备。高频电刀电切及电凝功率调至40 瓦；超声刀高低功率分别定为 Level 5（100 μm）和 Level 3（70 μm），或者结扎束连接。气腹机初始压力设定为 15 mmHg，流量设为高档，如术中血 CO_2 分压过高，可根据情况降低至 10～12 mmHg。

5. 放置支撑胃管　麻醉以后配合医生经口放置强生 38Fr 的支撑胃管（bougie）。

第三节　手术步骤与配合（洗手护士配合）

1. 放置穿刺器　递加长气腹针给术者，直接垂直穿刺脐部，建立气腹。递穿刺 Trocar 次序为：观察孔（10 mm）、助手剑突下辅助操作孔（5 mm）、术者主操作孔（12 mm）、术者副操作孔（5 mm）、助手左肋缘下辅助操作孔（5 mm）。递 5％碘伏纱布擦拭镜头，保持术野清楚，便于操作。

2. 打开 His 角　腹腔内探查以后，首先递超声刀及无损伤钳给术者，递肠钳及五爪钳给助手，打开位于食管及贲门移行处（His 角）的浆膜。

3. 确定小胃囊位置　强生的 38Fr 矫正棒（bougie）由台下助手将其经口置入胃腔后，吸出胃内容物，注气 20 ml 拉至贲门口，在贲门下可以见到隆起小胃囊，术者沿隆起处以电凝标记切割线(或者美兰棉签标记)。

4. **断胃** 递超声刀及无损伤钳给术者,自胃小弯侧贲门下方血管第一、二分支之间开始,向胃食管连接部(E-G junction)下方沿标记线游离胃后间隙,超声刀和肠钳交替使用,至 His 角左上。选用蓝色钉仓逐次离断胃体,可以边切割边游离,在贲门下切割成一个大小为 20~30 ml 的小胃囊,击发最后一钉前把支撑管推进小胃囊(护士每次装钉前清洗切割吻合器)。胃囊的切缘电凝止血,以电凝勾在小胃囊的后壁开口,以肠钳扩张,备吻合用。

5. **胃肠吻合** 助手夹持横结肠系膜上提暴露出 Treitz 韧带,(递两把肠钳给术者)自 Treitz 韧带向远端计数 100 cm 空肠,定位后,助手夹持肠管近端,将空肠移至上腹部。术者在空肠对系膜缘以电凝勾或者超声刀开口,行胃囊空肠吻合[递强生60 mm 蓝钉仓(ECR60B)1 个],吻合口直径在 1.5 cm 左右,术者吸引器检查胃囊内和吻合口无出血。连续缝合胃肠开口处,并连续缝合浆肌层加强[递针持和分离钳给术者,缝线为强生3-0 薇乔(VCP772D),线长为 15 cm;或者 3-0 倒刺线]。

6. **离断空肠确定胆胰支** 术者用电凝勾或者超声刀在靠近吻合口的近段系膜开口,在吻合口近端离断空肠[强生 60 mm白钉仓(ECR60W)1 个]。游离部分小肠系膜(递超声刀和无损伤钳给术者)。近断端对系膜缘电凝勾开口,待吻合。

7. **行近远端空肠吻合** 从吻合口处向空肠远端测量 100 cm空肠(递两把肠钳给术者),此为食物支,与近端空肠行侧侧吻合

［强生 60 mm 白钉仓（ECR60W）1 个］，开口处连续缝合关闭，并连续缝合浆肌层［递针持和分离钳给术者，缝线为强生 3 - 0 薇乔（VCP772D），线长为 15 cm，或 3 - 0 倒刺线］。

8. 关闭系膜裂孔　分别连续缝合关闭空肠-空肠系膜裂孔和 Petersen 间隙（空肠-横结肠系膜裂孔），递针持和分离钳给术者［缝线为美外 2 - 0 Surgilon（3369），线长为 20 cm］，助手以肠钳提拉暴露，术者从裂孔的远点向近端缝合，完整可靠关闭两个缺损。

9. 冲洗、放置引流、关腹　递吸引器及 50 ml 注射器（抽满生理盐水）给术者，递冲洗球给台下助手，一助用肠钳阻断食物支，行胃肠吻合口验漏操作。递扁形引流管及肠钳给术者，递分离钳和五爪拉钩给助手，放置引流管。观察每个穿刺孔彻底止血，穿刺孔局部罗派卡因浸润。

10. 与巡回护士再次清点器械敷料无误。停气腹后，完全放出腹腔内 CO_2。递强生 1 - 0 薇乔（VCP603）和贝朗切口胶给术者关闭穿刺孔。

11. 手术结束，洗手护士与巡回护士再次清点器械敷料无误。术者和洗手护士及巡回护士讨论术中可能的问题与改进。

12. 巡回护士填写手术护理表单，洗手护士清点器械包交付无菌消毒间。

13. 巡回护士协助送患者入复苏室，完全清醒拔管后回病房。

　　腹腔镜下胃旁路术是经典的联合性手术,手术的操作相对比较多,术中需要用到的器械耗材也较多,因此需要制定标准化手术流程,也便于制定护理流程。胃旁路手术患者术后清醒后可以少量饮水,术后尽早下床,需要使用制酸剂至少 2 周。

（梁辉）

第十四章

麻醉的流程与管理

　　绝大多数接受减重手术的患者相对健康，年龄轻，其围手术期风险与正常体重患者相似。围手术期并发症的高危者是那些有中心性肥胖和较多代谢综合征的患者，特别是有心肺功能影响的患者，麻醉风险更增高。目前尚缺少专门针对减重手术的麻醉指南。

第一节　减重患者的术前评估

一、睡眠呼吸障碍

　　睡眠呼吸障碍（OSA）包含从阻塞性睡眠呼吸暂停综合征到肥胖低通气综合征（OHS）的各种情况。体重指数大于 $35\ kg/m^2$ 的患者中严重OSA 的发生率为 $10\%\sim20\%$，且术前通常未被诊断。如果术前确定并适当地进行持续气道正压通气（CPAP）治疗，麻醉并发症的发生风险会大大降低。

OSA 的严重程度与高龄、继发于心肌劳损的心血管疾病以及左心室功能障碍等情况有关,且它还与气道和喉镜检查的困难度有关。慢性低氧血症和高碳酸血症使病人特别容易受到麻醉药物和阿片类药物的影响,这可能导致术后早期急性和/或慢性通气不足,甚至呼吸停止。

以下特征可能表明存在严重的潜在呼吸道疾病,应及时考虑术前动脉血气分析:

(1) 呼吸空气动脉氧饱和度<95%;

(2) 用力肺活量<3 L 或用力呼气 1 秒容积<1.5 L;

(3) 休息状态下出现喘息;

(4) 血清碳酸氢盐浓度>27 mmol/L。

动脉 PCO_2>6 kPa,表示一定程度的呼吸衰竭,可能增加麻醉风险。

对患者进行睡眠呼吸紊乱的筛查十分必要,在几种可用的筛查工具中,STOP-BANG 问卷在肥胖患者中得到了最好的验证。STOP-BANG 评分为 5 分或更高,表示可能存在严重的睡眠呼吸障碍,如果时间允许,应立即转诊呼吸科医生。即使在 STOP-BANG 评分较低的情况下,如果有明显的劳累性呼吸困难、晨间头痛和右心房肥大的心电图证据,表明也可能存在睡眠呼吸障碍,也应立即进行呼吸评估。

阻塞性睡眠呼吸暂停综合征 STOP-BANG 筛查问卷

每项 1 分。分数≥5 表示存在重大风险,分数<3 分为低危。

S＝snoring,打鼾　你打呼噜的声音大吗(比说话声音大或是关着门听得到声音?)

T＝tiredness,疲倦　你白天经常感到疲倦、疲倦或困倦吗? 你白天睡觉吗?

O＝observed Apnea,观察　有没有人注意到你在睡觉时停止呼吸、窒息或喘息?

P＝pressure,血压　您是否患有高血压或正在接受高血压治疗?

B＝BMI,体重指数　体重指数>35 kg/m²

A＝age,年龄　年龄>50 岁

N＝neck,颈围　男性大于 43 cm,女性大于 41 cm

G＝gender,性别　男性

术前对 OSA 的患者进行预处理,不增加麻醉后入 ICU 的几率,而且降低术后的肺部感染发生率。

二、心血管系统

应询问患者有无胸痛、劳累性呼吸困难、端坐呼吸、易疲劳、晕厥及睡眠时体位。肥胖可以导致血压升高、心脏输出量及心脏负荷增加。窦房结功能障碍和传导系统脂肪浸润可能导致心房颤动的相对风险增加 1.5 倍,随着体重指数的增加,QT 间期延长的发生率增加,因此使用昂丹司琼等药物的潜在风险增加。缺血性心脏病和心力衰竭在肥胖人群中更为普遍,心力衰竭是术后并发症的主要危险因素,术前需要进行相应治疗。术前运动耐力评估是一个很有价值的评估心功能的工具。

心脏二维超声检查和心电图检查是行之有效的辅助检查,对术前有下肢浮肿或者诊断有心功能不全的患者需要利尿,术前减重,并请心脏科会诊处理。

三、血栓形成

肥胖是一种血栓前状态,与心肌梗死、中风和深静脉血栓(VTE)等血栓性疾病的发病率和死亡率增加有关。肥胖女性术后 VTE 的发生率可能是健康体重女性的 10 倍。既往 VTE 是胃旁路手术患者的独立危险因素,手术后高凝状态可能持续两周以上,根据手术类型和患者的 BMI,需要延长术后 VTE 预防时间。目前的预防措施是做好术前风险评估,术中下肢机械性预防,手术时间短,回病房后尽早下床活动。虽然亚洲人群的深静脉血栓的发生率低,认识不统一,但是对高风险患者术中进行下肢的间歇加压是行之有效的预防措施。

四、糖尿病

围手术期血糖控制不佳与术后并发症发病生率有关,建议血糖控制良好,术前需要使用胰岛素确切降低空腹血糖,术前最好控制在 8 mmol/L 以下。

五、肥胖手术死亡率

肥胖手术死亡率风险分层评分(OS-MRS)已在接受胃旁路手术的患者中得到验证。虽然只对肥胖手术患者进行验证,它也可能适用于接受非减肥手术的肥胖患者。OS-MRS 评分为 4～5 分的患者更可能需要更密切的术后监测。

肥胖手术死亡率危险分层评分包括:危险因素和死亡风险。

危险因素评分:

体重指数＞50 kg·m^2:1 分

男性:1 分

年龄＞45 岁:1 分

高血压:1 分

肺栓塞的危险因素:1 分(包括既往静脉血栓栓塞、腔静脉滤器、换气不足、肺动脉高压)

死亡风险评分：

A 类：0～1 分，0.2％～0.3％

B 级：2～3 分，1.1％～1.5％

C 类：4～5 分，2.4％～3.0％

对得分较高的患者，需要高年资的麻醉医生以及多学科团队的评估。

六、工作人员的准备

肥胖患者的具体围手术期要求应包括在 WHO 手术检查表的术前小组简报中，以确保减重手术适当设备的完善。

应留出足够的时间对肥胖患者进行评估和麻醉，应考虑麻醉医生和外科医生的资历。OS-MRS 评分＞3 分的患者应与手术主治医师讨论，评分为 4～5 分的患者应由在此类患者管理方面有经验的高年资麻醉医生进行麻醉。经验丰富的外科医生将缩短手术时间，有助于降低围手术期并发症。

减重手术几乎都是选择气管插管全身麻醉，因此需要准备加长的喉镜，还包括紧急气道抢救车、专用面罩、口咽通气道、喉罩、吸引器等。

第二节　麻醉诱导

一、一般原则

　　气管插管是减重手术气道管理技术的首选,患者体位采用头高斜坡位,在手术过程中患者保持头朝上,保证上呼吸道应可顺利插管,必要时须有可视插管设备(包括纤维支气管镜)。

　　易逆转、起效快、消除快的药物,是肥胖患者的首选药物。使用瘦体重计算麻醉药物剂量更安全。麻醉医生应意识到,神经轴麻醉后低血压对肥胖者可能更具有风险性,因为他们对平躺或 Trendelenberg 体位的耐受性较差。

　　由于在肥胖患者中开放静脉通路通常比较困难,超声可有助于确定周围静脉的位置。只有在无法进行外周静脉通路或明确需求的情况下,才建议使用中心静脉通路。

　　动脉置管用于术中监测血压以及动脉血气分析,优于袖带测量的准确性,目前在大多数减重手术中被推荐。

　　一个简单而安全的原则是假设所有肥胖患者都有一定程度的睡眠呼吸暂停(无论是否经过正式测试),并相应地调整麻醉技术。因此,有效的麻醉策略包括:

- 尽可能避免术前镇静剂。

- 使用短效药物。

- 使用麻醉深度监测、肌松监测技术。

- 限制麻醉负荷,特别是当使用肌松药物和/或全静脉麻醉技术时使用神经肌肉监测来维持与手术相当的肌松水平,并确保在唤醒患者之前完全逆转阻滞。

- 最大限度地使用局部麻醉和多模式镇痛。

- 在整个恢复过程中保持斜坡位姿势。

- 监测氧饱和度,直到术后可自主活动。

在麻醉诱导期间,患者应处于后仰斜坡位,耳屏与胸骨平齐,手臂远离胸部。这将改善呼吸力学,从而协助氧合和通气,最大限度地延长安全呼吸暂停时间。增加呼气末正压(PEEP)可进一步促进氧合。已经证明,在肥胖患者中,颈部后仰倾斜可以改善喉镜检查的视野,因此这是所有肥胖患者诱导期间的推荐姿势。

随着舒更葡糖钠(布瑞亭、苏更明等)的出现,氨基类固醇可被视为肌松药物的首选。如果面罩通气困难,使用罗库溴铵可以最大限度地缩短从停止自主通气到完成气管插管的呼吸暂停时间。应预先计算用于紧急逆转的舒更葡糖钠的剂量,并在需要时立即使用。

在呼吸机通气期间,没有任何特定的控制通气模式被证明更优越;然而,对于给定的峰值压力,更大的潮气量通常可以通过压力控制而不是容积控制的通气模式来实现。增加足够的

PEEP和术中张肺,将减少术中和术后肺不张。对于腹腔镜减重手术,患者躯干的弯曲,即轻微的坐姿可以降低气道压力或者降低腹腔压力值。

由于肥胖患者功能残气量下降,无通气氧合时间缩短,因而在插管期间经鼻给予高流量氧气可以明显延长耐受缺氧时间。

二、麻醉诱导

入室后认真核对病人,禁食、禁饮情况及服药情况,监测心电、脉氧、血压(有创或无创)、AI(BIS或EI)、肌松(患者麻醉后使用);诱导前再次检查麻醉机,准备好口咽通气道(或鼻咽通气道)、合适大小的面罩。

诱导依托咪酯、丙泊酚、舒芬太尼($20\sim30$ μg)和罗库溴铵(建议使用),及瑞芬太尼$100\sim200$ μg;可以在气管插管成功后,神经阻滞(TAP)。术中维持丙泊酚、瑞芬太尼和吸入麻醉,根据肌松监测按需间断给予肌松药或持续泵注肌松药;对于袖状胃手术,标本切下来后停止吸入麻醉;对于胃旁路手术,待肠肠吻合口吻合完成后,预计可以停止吸入麻醉;腹腔镜退出鞘卡时给予非甾体类抗炎药,同时气管内给予3 ml利多卡因;此时可以停止丙泊酚泵注,继续瑞芬太尼泵注;切口缝合完毕后停止瑞芬太尼泵注。

肥胖是气管插管困难的危险因素,与正常人相比肥胖者的风险显著增加;不可预料的问题气道使患者出现不良后果的风险增加 8.2%。困难气道的风险因素多为：肥胖面颊，舌体肥大，Mallampati 气道分级 Ⅲ/Ⅳ，OSAS 及颈椎活动度减小，过多的脂肪组织堆积在咽侧壁，会厌肥大。

第三节　术中麻醉管理要点

一、呼吸管理

气腹导致顺应性下降 30%～50%，膈肌上移导致 VC、FRC 下降，增大肺泡无效腔及气道压，导致 V/Q 比值失调。术中实施肺保护性策略：适当潮气量、中低水平 PEEP（5～10 cm H_2O）、允许一定的高碳酸血症；需要时可控制气腹压力；动态观察血气。对于术中采用高浓度氧通气仍难以维持氧合的情况，采用间断肺膨胀联合 PEEP 的方式可能有效。

二、液体管理

肥胖症和心室舒张功能障碍具有高度的相关性，肥胖患者不能耐受较大的液体负荷。按照快速康复的要求术中控制输液量。所需的液体应按照瘦体重计算，有心肺功能不全的患者尤其需要控制输液量。

三、术中出现低氧饱和度的处理方法

手法膨肺、PEEP、半坐位、降低腹腔 CO_2 压力和增加呼吸频率。手法膨胀的策略:$30\sim45$ cm H_2O,持续 $30\sim40$ s;40 cm H_2O,持续 $7\sim8$ s,加上 $5\sim10$ cm PEEP;注意监测血流动力学改变。

四、气管拔管前注意事项

手术结束后建议在专用的 PACU 拔管。手术结束前气管内给予利多卡因,停镇痛药(瑞芬太尼)前给予非甾体类镇痛药,拔管时的体位监测(AI、EI、Bis 及 TOF),严格掌握拔管指征,须患者完全清醒、能做指令性动作,否则容易出现拔管后躁动。

第四节 术后麻醉管理

一、麻醉后即时监护

手术结束后的患者建议在专用的复苏室进行苏醒。麻醉后复苏室(PACU)应保持全面监测,所需要的检测项目和术中类似,患者应以坐姿或 45°头向上倾斜的方式进行管理。持续吸氧来维持动脉血氧饱和度水平,并应持续至回病房后,直到患者术后可自主活动。如果患者术前使用 CPAP 治疗,仅使用吸入氧可能无法维持血氧饱和度水平,则应在返回病房或入复苏室时恢复 CPAP 治疗。低通气的患者术后 24～48 小时内可预防性使用 BIPAP(12 cm H_2O 吸气压、4cmH_2O 呼气压),可以显著改善 FVC 和 FEV_1 和氧合。

二、麻醉苏醒

肥胖患者拔管期间出现问题的发生率较高,拔管前准备好口(鼻)咽通气道、并做好面罩通气的准备,甚至喉罩或重新插管的可能,建议两人操作。拔管后给病人吸氧,离开 PACU 时,必须评估患者无刺激时有无低通气或呼吸暂停体征,需至少观察 30 分钟未出现这些征象。

肌松药物的逆转要充分,在唤醒患者之前恢复运动能力,气管拔管前,患者应恢复气道反射,并以良好的潮气量进行呼吸。拔管应在患者醒着和坐着的情况下进行。在那些确诊为 OSA 的患者中,醒前插入鼻咽气道有助于缓解在麻醉苏醒期间常见的部分气道阻塞。

在从 PACU 出室之前,应观察所有肥胖患者是否存在通气不足的迹象,特别是呼吸暂停或低通气并伴有氧饱和度降低的情况,持续低通气需要麻醉评估,以确定转运途中呼吸支持和提高护理级别的需要。

三、术后呕吐处理

术前应明确患者发生 PONV 的风险，对中危以上的患者应给予药物预防，术前去除基础病因。

PONV 防治金标准：达到 24 小时有效和完全无恶心呕吐，不同作用机制的药物联合使用优于单一用药，作用相加而副作用不相加。预防用药应考虑药物起效时间和维持时间：口服昂丹司琼、多拉司琼、丙氯拉嗪、阿瑞匹坦应在麻醉诱导前 1～3 小时给予；静脉给药则在手术结束前给予，但地塞米松（5 mg）应在麻醉诱导后给予。

东莨菪碱则在手术前晚或手术开始前 2～4 小时给予，如果使用三联（5-HT$_3$ 受体阻滞剂、地塞米松、氟哌利多或氟哌啶醇）预防后仍发生 PONV，则 6 小时内不应重复使用，应使用其他机制的止吐药。6 小时后可考虑使用 5-HT$_3$ 受体阻滞剂、氟哌利多或氟哌啶醇，剂量同前，但不推荐使用地塞米松。

四、术后镇痛

神经阻滞和硬膜外镇痛首选。不推荐使用肌内注射镇痛药物，因其药代动力学不明。以上镇痛方法不适合时，可考虑使用阿片类药物行 PCIA。要密切关注呼吸抑制的可能，特别是

OSA 患者;推荐联合使用对呼吸抑制小的药物,如右美托咪定和对乙酰氨基酚;可使用激素。

五、是否去重症监护室（ICU）

肥胖患者是否进入 ICU 仍然存在争议,肥胖可能延长机械通气时间、甚至气管切开术和延长在重症监护病房的住院时间相关。术前的恰当处理可以减少入住 ICU 的几率。从多数的研究来看,术前合并 OSAS 的患者经过治疗以后,不增加入住 ICU 的几率。

对于机械通气,使用理想体重计算初始推荐潮气量 $5\sim7$ ml/kg,确保最大吸气压力保持在低于 35 cm H_2O。

应尽快进行早期积极的康复和物理治疗,以鼓励早期活动。需要增加工作人员来辅助这些患者活动,以防止压疮和静脉血栓的形成。

英国麻醉协会推荐肥胖手术指南基本原则:

（1）每家医院都应该指定一位负责治疗肥胖症的麻醉医生。

（2）手术清单应包括患者的体重和体重指数（BMI）。

（3）有经验的麻醉医生和外科工作人员应协调管理肥胖患者。

（4）需要额外的减重专用设备。

（5）中心性肥胖和代谢综合征应被确定为麻醉危险因素。

（6）肥胖者应始终考虑可能有睡眠呼吸暂停及其后果。

（7）应考虑在手术室对患者进行麻醉。

（8）如有必要，建议进行局部麻醉，但通常在技术上很困难，可能无法实现。

（9）必须计划和讨论更强气道管理策略，因为在肥胖人群中会很快发生低氧和随时出现困难气道。

（10）建议使用倾坡位或坐姿作为麻醉诱导引导和恢复的辅助姿势。

（11）药物剂量通常应以瘦体重为基础，并进行推注以达到效果，而不是按总体重给药。

（12）使用长效阿片类药物和镇静剂时需要谨慎。

（13）应始终使用神经肌肉监测。

（14）应考虑麻醉深度的监测，尤其是当全静脉麻醉与肌松药物联合使用时。

（15）由于肥胖人群静脉血栓栓塞的发生率增加，因此建议适当预防静脉血栓栓塞（VTE）和早期活动。

（16）应考虑术后重症监护支持，但更多地取决于术前合并症和手术情况，而不是肥胖本身。

（董世阳　梁辉）

第十五章
术后常见症状的发生与处理

　　肥胖及相关代谢性疾病已成为全球性的公共卫生问题。近年来,减重代谢手术在治疗肥胖及代谢性疾病领域已广泛开展,术后减重和代谢病缓解效果较好、并发症发生率相对较低。由于肥胖病人在生理和心理上的特殊性,导致其对术后常见症状的耐受性较差,对术后康复的舒适度要求较高。

　　本章旨在客观分析减重代谢术后常见症状的发生原因及处理方法,为在临床实践中提高减重代谢术后患者的舒适度和生活质量提供理论依据和指引。

一、术后疼痛

　　疼痛是非愉快的感觉体验和情感体验,是各种组织损伤乃至继续组织损伤时的一种特殊表现。疼痛是个体身心受到侵害的危险警告,是一种身心不舒适的感觉,常伴有生理、行为和情绪反应。目前疼痛已成为继体温、脉搏、呼吸和血压四大生命体征后的第五大生命体征。术后如何科学合理地镇痛、增加减重患者康复的舒适感,是减重代谢外科需要非常关注的问题。

（一）发生原因

减重代谢术后疼痛的发生与手术切口、留置腹腔引流管、内脏的压力、腹腔镜手术中建立 CO_2 人工气腹后大量气体未能排出、手术导致周围和中枢神经系统敏感性增加等有关。

（二）处理方法

采用多模式疼痛管理策略，包括患者教育、心理疏导、疼痛评估等，并根据疼痛程度可分别采用非药物镇痛、非甾体类抗炎药、阿片类镇痛药物。

在常规术前宣教、心理护理及术前指导的基础上加入疼痛护理宣教，讲解关于术后疼痛的相关知识，教育患者正确认识疼痛，使患者了解综合疼痛评估量表的评估方法、术中及术后镇痛方案及非药物镇痛形式（如深呼吸、音乐疗法等），鼓励患者大胆表述疼痛，消除患者顾虑，帮助患者树立信心。

手术回室后，加强术后疼痛宣教及心理护理，指导家属给予患者支持，使用疼痛评分量表对患者疼痛程度进行评分。疼痛评分≤3分，采取转移注意力、音乐疗法等非药物镇痛方法；疼痛评分4～6分，遵医嘱使用非甾体类抗炎药；疼痛评分≥7分，遵医嘱适当使用阿片类药物。需特别注意的是，对于合并 OSA 患者而言，应避免使用存在呼吸抑制风险的阿片类镇痛药物，首选非甾体类镇痛药物。

多模式疼痛管理能够有效降低或消除手术创伤带来的疼

痛,有助于减重代谢术后患者早期下床活动,促进术后胃肠道功能早期恢复,防止发生肺不张和肺部感染,避免深静脉血栓形成,缩短住院时间,减少住院费用,加速减重代谢术后康复进程,也提升了医院临床工作的诊疗效率。

二、术后恶心呕吐

术后恶心呕吐是减重代谢术后最常见的不良反应之一,发生率约为80%,远高于其他手术患者。术后恶心呕吐多发生在手术后6小时内(早期)或24小时内(晚期),但也可能持续达5天甚至更久。术后恶心呕吐不仅会引起患者不适,还会导致患者术后早期饮水量不足、水电解质紊乱、伤口裂开出血,甚至残胃漏、误吸、吸入性肺炎等严重并发症,无法按时达到出院指征,从而延长住院时间,增加住院费用。

正确认识并处理术后恶心呕吐,缓解患者术后恶心呕吐症状,加速术后恢复,是值得减重专科医护人员重视并努力解决的重要问题。

(一)发生原因

减重代谢术后恶心呕吐的原因主要包括三个方面,即患者因素、麻醉因素和手术因素。

(1)患者因素:女性;非吸烟者;有术后恶心呕吐史;50岁以下成年患者;术前有焦虑紧张情绪,引起应激反应,使促肾上腺皮质激素、生长激素和催乳素过多分泌也诱发术后恶心呕吐。

（2）麻醉因素：应用吸入麻醉药，如氧化亚氮、阿片类药、硫喷妥钠、依托咪酯、氯胺酮、曲马多等。

（3）手术因素：手术时间较长；吻合钉线扭曲；术中牵拉刺激迷走神经释放 5-HT；气腹压力高导致血液中的二氧化碳含量增多，形成的碳酸根与氢离子刺激迷走神经，兴奋催吐中枢，高碳酸血症也能直接通过血脑屏障作用于延脑后区的催吐化学感受区；术后形成的残胃容积减小、胃可分配性和顺应性下降，使胃内压力增加。

（二）处理方法

由于减重代谢术后恶心呕吐是由多种因素共同导致的，应在术前评估患者发生术后恶心呕吐的风险，根据个体情况及手术需要合理选择麻醉药物及麻醉技术；对于高危患者应采取多模式防治方法，减少可避免的危险因素，最大程度降低术后恶心呕吐的发生。

目前，针对术后恶心呕吐发生风险的评估主要采取 Apfel 评分，该评分根据成人术后恶心呕吐的四种主要危险因素——女性、术后使用阿片类镇痛药、非吸烟、有术后恶心呕吐史或晕动史而设计的简易评分方法。总分为 4 分，评分 1 分为低风险，评分 2 分为中风险，评分≥3 分为高风险。依据患者不同的风险分级，制定个体化的预防策略：①低风险患者一般不常规预防用药。②中风险患者，首先应去除基础病因，包括对术中胃膨胀患者,在手术结束前放入大口径胃管一次性抽吸,抽吸后拔除胃管以减少胃管刺激和反流;术前插管注意轻柔操作,减少对咽喉部的刺激;术中尽量降低二氧化碳气腹压力和缩短手术持续时间,并减少术中对胃肠及其他内脏器官的牵拉和刺激。另外有文献报道,向胃幽门部位局部注射硫酸镁和利多卡因混合液可以通过松弛幽门括约肌和幽门管降低胃腔内压力,从而减少恶心呕吐的发生。在制定麻醉方案时,同时选择药物和非药物预防措施。③高风险患者,除了去除基础病因外,还应采用联合用药(两种或两种以)/多模式干预措施预防恶心呕吐。

术后恶心呕吐的处理措施:一旦患者发生恶心呕吐,应立即床旁检查以排除药物刺激(阿片类)或机械性因素(肠梗阻)。未行预防用药发生呕吐者,第一次发生恶心呕吐时,应开始使用5-HT$_3$受体拮抗剂治疗;已行预防用药者发生呕吐,在术后6小时内发生者不应重复使用与预防性药物相同类型的药物,而应使用其他药物替代;如果在6小时以后发生,可考虑重复给予5-HT$_3$受体拮抗剂和氟哌利多。除药物以外,还应指导患者加强活动,促进胃肠道功能恢复;并予以心理辅导,这些都将利于改善恶心呕吐症状。如果术后出现反复、剧烈恶心呕吐,建议完善上消化道造影、CT三维重建、上消化道内镜等相关检查,以排除残胃扭转或(和)残胃狭窄等并发症。如残胃扭转且症状严重,必要时可行腹腔镜胃旁路术以解决梗阻症状;如因残胃狭窄引起恶心呕吐,可行内镜下扩张,内镜扩张治疗6周无效者,需行再次手术治疗,最后考虑空肠Roux-en-Y重建。

三、术后饮水困难

术后饮水困难是指患者由于各种原因,术后不能或经口饮水量无法达到每日目标饮水量。术后饮水困难会导致患者体液不足,减缓脂肪代谢,降低基础代谢率,影响代谢产物排出,也不利于术后体重减轻及减重效果的长期维持。因此,临床医务人员要重视减重患者的术后饮水困难问题,做好针对性处理。

(一) 发生原因

减重术后饮水困难与以下几点原因相关:①手术切除大部分胃体后,胃容积减少,只能少量多次饮用;②术后胃可调节能力下降,易出现早期饱腹感,个体少量饮水后即有明显饱腹感,从而限制了患者饮水量;③减重术后恶心呕吐发生率较高,术后饮水困难也与术后频繁恶心呕吐相关;④患者依从性欠佳和认知不足也会在一定程度上导致术后饮水量不足,胃黏膜水肿导致饮水困难。

(二) 处理方法

建立减重专科饮水计划,术后目标饮水量:第 1 天至少 500 ml;第 2 天至少 1000 ml;第 3 天及以后,至少 1500～2000 ml/天。要求患者均衡分配每日饮水量,按照 6∶3∶1 的比例分配日、晚和夜间的饮水量。采用减重术后饮水监测记录单(表 15-1)记

表 15-1 减重术后饮水监测记录单

患者一般情况			手术日		术后情况		术后饮水、呕吐情况			备注
床号	姓名	住院号	手术时间	通气时间	第一次呕吐（备注有无用药）	术日	术后第一天（备注有无呕吐及有无用药）	术后第二天（备注有无呕吐及有无用药）	术后第三天（备注有无呕吐及有无用药）	
			（年,月,日）		（年,月,日）		（具体时间要记录,详见填表说明）			

填表说明

1. 饮水以 5 ml 开始，每次递增 5 ml，观察有无不适，做好相关记录。
2. 观察患者呕吐情况，有无对症处理，心理干预还是用药（包括：药名、具体用法，患者呕吐有无缓解），活动后呕吐有无好转。
3. 第一个 8 小时完成当日总量至少 50%，第二个 8 小时完成至少 30%，第三个 8 小时完成至少 20%。

录患者术后每日饮水量,对饮水不达标者,及时分析原因并予以处理。

鼓励患者少量多次、小口喝水。使用带刻度的水杯,记录饮水量。指导患者在白开水中滴入几滴柠檬汁,或泡一片柠檬,或2片茶叶,喝水前过滤掉水里的所有杂质。鼓励患者早期下床活动,促进胃肠道功能恢复。对存在恶心呕吐者,需及时汇报医生,并遵医嘱使用止吐药,待患者呕吐症状缓解后,及时指导其开始饮水。此外,还需反复向患者强调术后饮水的重要性,提高患者依从性。

四、术后头晕

(一)发生原因

减重代谢术后患者由于进食量减少,易发生低血糖、体位性低血压(直立性低血压)症状。低血糖患者除头晕外,还有乏力、心慌、手抖、出冷汗等症状;而体位性低血压导致的头晕,一般发生在体位改变时,如从平躺到直立、从蹲位到站立位、从坐位到站立位等。注意需要跟消化道出血等情况鉴别。

(二)处理方法

告知患者头晕的原因,以及低血糖、低血压的临床表现。对于易发低血糖者,嘱咐其随身携带糖果,发生头晕时立即服用糖果。对于体位性低血压导致头晕者,指导患者注意多补充盐分、多喝汤和水,注意改变体位时动作放慢。术后早期下床时指导患者按照下床三部曲进行,即:第一步先摇高床头适应 5 分钟;第二步是协助患者端坐于床沿,双腿下垂适应 5 分钟;第三步是床边站立 5 分钟,然后在家属的陪护下缓慢行走。

五、术后岔气

岔气又称"急性胸肋痛",是各种原因导致的呼吸肌痉挛,多表现为持续性憋痛,似"岔气感"。

(一)发生原因

减重术后岔气的原因尚不明确。基于临床经验考虑,术后岔气可能与术中胃肠道游离,胃肠道生理解剖结构位置改变有关。也可能是由于腹腔镜手术建立 CO_2 人工气腹,术后大量气体未能排出,刺激呼吸肌所致。此外,术后体位变动不当,也可引起肌肉痉挛等。由于该症状是描述性的症状,缺乏特异性的体征,需要注意和肺部感染、肋软骨炎、未排气的腹胀等情况鉴别。

(二)处理方法

临床护理人员应向患者解释术后岔气发生的原因,并告知患者术后岔气会随时间的推移逐渐好转,指导其术后早期床上活动和下床活动,以促进术后胃肠道位置和功能恢复。另外,也可适当延长术后氧疗的持续时间,指导患者采用腹式呼吸,扩大肺活量,使更多 O_2 进入肺部,从而促进 O_2 和 CO_2 的交换,加速 CO_2 排出,进而减少对呼吸肌的刺激。

(臧燕　花红霞)

第十六章

术后饮食管理与教育

减重代谢手术改变了正常的胃肠道解剖结构或功能,导致营养物质摄入不足或吸收减少,患者术后容易发生营养缺乏。与限制性手术相比,吸收不良性手术发生营养相关并发症的可能性较大。术后营养相关并发症包括三大营养素或微量元素的单一缺乏或同时缺乏。三大营养素包括蛋白质、脂肪和碳水化合物,主要是蛋白质缺乏可能。微量营养素包括维生素和矿物质的缺乏。

由于消化道解剖的改变,减重代谢术后都有一个重新构建饮食习惯的过程,阶梯性饮食习惯的形成,健康新生活习惯养成,不仅有利于患者的减重降糖,而且对长期血糖的维持、并发症的减少至关重要。在饮食指导的进程上,不同的减重中心在细节上有所不同,不同术式术后的饮食规律有少许的不同,尽量严格要求。总体要求是渐进性阶段性饮食,避免过早、过硬、过量饮食,形成低热量、高蛋白、适当碳水化合物的饮食结构,主要目标是防止营养并发症,促进恢复,增强减重、降糖效果。

第一节　饮食原则

一、饮食的基本要求

（一）饮食进展及进食速度

（1）饮食进展应采用渐进式阶段饮食,依序如下:清流→流质→软食→固体食物。

（2）进食速度宜放慢,每餐进食时间建议为半小时。

（3）少量多餐,细嚼慢咽(至少咀嚼 25 下),以预防胃出口阻塞、呕吐、倾倒综合征等情况的发生。

（二）宜摄取的食物及补充品

（1）每天至少饮用 6～8 杯(1500～2000 ml)水,以预防脱水及便秘。需要反复强调每天的饮水量一定要够,否则可能就喝不下水,出现呕吐等症状。

（2）出院回家后即开始口服咀嚼复合维生素,每日早上和下午各 1 片;术后第八天开始口服蛋白粉,每天 60 g,可分 5～6次放入水、汤中服用。一个月后根据复查结果调整每日补充蛋白粉和复合维生素的量,并请遵从医嘱定时服用。

(3) 一个月内所有药片均需化水服用,或者选择泡腾、含化片。

(三) 不宜摄取的食物

(1) 避免食用浓缩的甜食(如糖、可乐、蛋糕、冰品等)。

(2) 易有胃酸逆流现象,请避免刺激性食物及甜食。

(3) 避免高油食物,可预防呕吐及体重增加。

(4) 进食时,避免同时喝水和喝汤,可在两餐间或餐后 30～45 分钟再摄取水分。

(5) 术后三个月内不宜摄取冰水、咖啡、茶类、酒精类等刺激物。

(四) 其他注意事项

(1) 手术后,特别是 SG 术后,当吃的东西大于胃容量(120～240 ml)就会呕吐或不舒服,若有胃感觉不适,并有呕吐的情形发生时,应避免再进食。

(2) 若饮食发生适应不良,或者呕吐,可以暂时恢复到前一阶段的食物,如清流或流质或软质食物,为期约一个星期。

二、阶段性饮食进展

表 16 - 1　术后饮食进展

时间	饮食类别
术后第 1 天	依医嘱喝水或禁食
术后第 1～4 周	清流质饮食
术后第 5～6 周	流质饮食
术后第 7～12 周	软质饮食
术后第 12 周以上	低热量均衡饮食

（一）清流质饮食

（1）食物选择：温开水，过滤清汤，2 周后可喝过滤不加糖的果汁少许（加水 1：1 稀释），出院 3 天后可喝去油鸽子汤、鱼汤等，忌浓稠或者加番茄、土豆等粉状物。

（2）水分摄取：试着小口喝水及清流食物，约每小时饮用 120 ml。禁止大口狼吞虎咽，以避免胀气、呕吐等现象发生。

（二）流质饮食

（1）食物选择：选择低脂、低糖、低纤维之绞碎过滤的食物。可选择去油清汤、米汤、过滤的果汁、米浆、薏仁浆、豆浆、牛奶。

（2）热量摄取：热量摄取约 550～700 卡，蛋白质摄取量 100 克。

（3）水分摄取：约每小时饮用 120～180 ml。每天至少饮用 6～8 杯（1500～2000 ml）。

流质饮食注意事项：

食物及饮料的选择会影响体重的减轻,有时尽管进食液态食物的量少,但若为高热量食物,体重减轻仍会不理想;反之,若摄取极低热量液态食物,而蛋白质食物摄取不够,则易影响身体健康,降低免疫力,容易有掉头发等现象发生。因此摄取流质饮食每日应包括 240～480 ml 牛奶,以确保足够的蛋白质。

饮水不足会出现喝不下去水、汤、干呕等,或者出现体重增加现象,在出汗或者锻炼的情况下应该增加饮水量。饮水量不足则要及时输液补充糖水、盐水、复合维生素、氯化钾等。

服用蛋白粉时候一定要尽量稀释!

若喝牛奶等有乳糖不耐症表现者,可食用不含乳糖的商业配方,如:补体素、亚培安素、诺华爱素康。

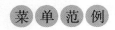 菜 单 范 例

［800 千卡流质饮食］

餐别	食物内容	热量	蛋白质
早餐	豆浆 200 ml 加蛋白粉 10 g	75 千卡	15 g
早点	脱脂牛奶 200 ml	135 千卡	15 g
午餐	去脂鱼汤 150 ml(如黑鱼、昂刺鱼等)蛋白粉 10 g	175 千卡	20 g
午点	脱脂牛奶 200 ml	140 千卡	15 g
晚餐	去脂肉汤 150 ml(如排骨、鸽子等)蛋白粉 10 g	175 千卡	20 g
晚点	脱脂奶 150 ml 加蛋白粉 10 g	100 千卡	15 g
总共		800 千卡/100 g	

（三）软质饮食

（1）热量摄取：热量摄取约 550～800 卡。蛋白质摄取量 120 克。

（2）水分摄取：约每小时饮用 120～180 ml。每天至少饮用 6～8 杯(1500～2000 ml)的水。

（3）食物选择：以低糖、低脂、高蛋白食物为主。软质饮食的选择见表 16-2。

表 16-2　软质饮食选择表

食物类别	可食	忌食
主食类 （淀粉类）	所有精致煮熟或即食的主食类	含有核果、种子、麸皮之面包或其他主食类，全壳类之产品
蛋、 豆(黄豆)、 鱼、肉类	①嫩的或绞碎之肉类，包括鸡、猪、鱼、牛、羊 ②豆腐、豆花 ③蛋类利用煮、蒸、炖等方式制备者	①煎、炸的肉类，腌制烟熏或加工之各种肉类 ②蛋类生、煎、炸方式制备者
奶类及其制品（乳酪及优格）	低脂或脱脂鲜奶、无糖布丁、无脂低糖优格、低脂或无脂起司	全脂牛奶、全脂起司、全脂高糖优格
水果类	所有果汁、罐装及软质去皮、去籽的水果，如：香蕉、木瓜、苹果泥	含高纤维之生水果
蔬菜类	煮熟或绞碎之低纤维瓜类及嫩叶类等	强味及高纤维之蔬菜
油脂类	全部避免	所有未碾细之核果、种子类

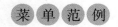

[800 千卡软质饮食]

餐别	食物内容	热量	蛋白质
早餐	脱脂牛奶 200 ml 麦片 20 g	145 千卡	14 g
早点	豆浆 200 ml 加蛋白粉 10 g	75 千卡	14 g
午餐	粥半碗 家常豆腐（豆腐半块） 银鱼娃娃菜（娃娃菜 1/4 碗）	125 千卡	22 g
午点	绿豆沙牛奶 200 ml	170 千卡	14 g
晚餐	细面汤（细面 40 g、鸡蛋一颗、绞肉一汤匙） 小香蕉一根	185 千卡	22 g
晚点	脱脂奶 150 ml 加蛋白粉 10 g	100 千卡	14 g
总共		800 千卡/100 g	

制备时所使用不同食材，要依其性质处理如下：

①选用洋芋或是红萝卜时，需先将其蒸熟，再切成小丁状。

②选用新鲜蛋类时，需先煮熟并剥去外壳，压成泥状或以蒸、炖等方式制备。

③选用瘦肉类，需先搅剁细碎并煮熟。

④若无法自行制备者，可选用市售婴儿食品，如：肉泥、蔬菜泥或果泥等罐装食品。

注意：菜单范例仅供参考，在不违反饮食的原则下可以根据当地饮食调换相应食品。

（四）低热量均衡饮食

需依个体对食物之耐受程度逐一加减进食量,热量摄取可循序渐进至 1200 千卡,蛋白质摄取量 100 g。

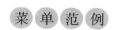

[1200 千卡低热量均衡饮食]

餐别	食物内容
早餐	脱脂奶 240 ml 吐司夹蛋一份
午餐	半碗牛肉面(不喝汤) 烫青菜半碗 小香蕉一根
晚餐	饭半碗 番茄炒肉片(又两茶匙,肉片约 3 手指头大) 凉拌豆腐半块 炒青菜半碗(油一茶匙) 小苹果一个

第二节　运动及生活指导

一、运动指导

每日活动的时间和强度根据个体的身体状况来决定,出院后第二日即可恢复轻体力的日常工作。

表 16 - 3　术后运动强度与频率

术后时间	强度	频率
1～6 周	低强度,最大的心率 50%～60%	中等强度有氧运动 30 分钟/天,有氧运动频率为 3 天/周,逐渐增加至 5 天/周,上、下肢力量训练 2～3 天/周,建议频率隔天 1 次,不建议腹部针对性训练
7～12 周	最大心率的 60%	有氧运动 45～60 分钟/天,力量训练 20～30 分钟/天,有氧运动频率 5 天/周,力量训练 2～3 天/周,不建议腹部针对性训练
3 个月	中等强度,最大心率的 55%～70% 高强度,最大心率的 70%以上	有氧运动 45～60 分钟/天,力量训练 20～30 分钟/天,建议有氧运动频率 5～7 天/周,力量训练 3 天/周,可开始腹部针对性训练

说明:最高心率:体质较好者:180一年龄;体质较弱者:170一年龄。

适度的运动:脉率:(220一本人年龄数)×(0.7～0.85)。

有氧运动:走路、骑车、慢跑、游泳、跳舞(慢)、乒乓球等。

上肢力量训练:利用弹力带或哑铃,进行上举、扩胸、侧平举、后举等上肢训练;或者使用拉力器,针对上肢不同部位的肌肉进行力量训练。

下肢力量训练:两脚分开与肩同宽,双手背后放在腰间,抬头、挺胸,慢慢蹲下(注意膝关节不能超过脚尖),慢慢站起来;也可以选择打太极拳等。

　　术后每日散步 1 个小时,每周至少 3～5 天快走且每次时间在 30 分钟以上。术后 2 周患者可以选择骑车,术后 2～3 个月,每日散步 1 小时或快走 45～60 分钟,每周至少 5 天,45 天以后选择游泳,尽量不选择慢跑。

　　注意:防止出现心悸、眩晕或头晕、意识紊乱、出冷汗、严重气短、身体任何一部分突然疼痛或麻木,一时失明或失语。

二、用药指导

1. 出院带药：耐信制酸剂（早晚各 1 粒，溶到水里服用）可以减少反流和溃疡发生；可维加（每天 3 包，加到汤或水里服用）补充钾。

2. 出院后即口服复合维生素（术后 1 个月内药片磨碎后用温水化开后口服；咀嚼片含化，不需要磨碎）。建议选用推荐的含化片，专用于减重术后患者。

3. 降糖药要在监测血糖的基础上服用，空腹血糖低于 10 mmol/L 一般不需要用胰岛素。术后要防止低血糖的出现，可以备糖果在身边。

4. 因为其他疾病必须口服的药物要在医生指导下使用，包括抗凝药、降压药以及其他可能对消化道产生影响的药物。

三、出院生活指导

1. 饮食与活动要求同前。戒烟戒酒，按时休息，站起要慢！！

2. 伤口观察及管理：伤口保持干燥，可敞开伤口，可吸收线或者凝胶可自然脱落。伤口若有红肿热痛、流血、流脓等现象，请及时到医院就诊。

3. 洗澡：出院后伤口无特殊即可洗澡。请于沐浴前更换防水贴以保护伤口。

4. 情绪:保持良好心态和情绪。

5. 严格按照复诊时间(术后 1 个月、3 个月、6 个月、9 个月、1 年、1 年半、2 年)定期复查,2 年后每年定时体检。

6. 加入减重代谢外科的术后微信群,方便术后经验分享,有特殊不适,如:发热、腹痛、呕吐、头昏、肢体无力或者麻木等情况,一定要及时与医护人员联系。

7. 保存好出院材料,包含:出院小结、出院联系卡、手术方式图、出院饮食运动指导、病房电话、微信群等。

第三节　术后常见微量元素及维生素缺乏

一、铁

铁缺乏是减重代谢手术后的常见并发症,术前多见于月经过多的女性。术后铁缺乏主要与胃酸分泌减少和手术旷置近端小肠有关,此外术后红肉摄入减少以及食用内脏减少也可能是影响因素。胃酸能增加铁的溶解度、促进铁的吸收,术后胃酸分泌减少,干扰了铁的吸收;铁吸收的主要部位是十二指肠,手术绕道近段小肠会进一步加重铁的吸收不良,最终导致铁缺乏和缺铁性贫血。

铁缺乏的临床表现包括乏力、皮肤苍白、匙状甲、食冰癖、不宁腿综合征等。

为避免铁缺乏的发生，术后应常规给予预防性补充。2018年《减重手术的营养与多学科管理专家共识》建议，每天摄入铁45～60 mg，并定期监测血清铁、铁蛋白、转铁蛋白、血红蛋白等指标。一旦确诊缺铁性贫血，应及时补充铁剂，可口服补充铁剂，每日补充元素铁的剂量为150～200 mg。在补铁同时可补充维生素C，以促进铁的吸收；对于无法耐受口服铁剂或通过口服铁剂不能纠正贫血的患者，可选择静脉补铁。除了铁剂补充，还要注意膳食中可吸收铁的补充，膳食中含铁较高的食物有肝脏、动物血、强化铁的食物等。

二、钙

钙是体内重要的矿物质之一，占体重的2%，主要在偏酸性（pH<7）的十二指肠处被吸收，在小肠的其余部位也可吸收。钙只有以离子形式存在时才可被吸收，酸性环境可增加钙的吸收，因此，绕道近端小肠和胃酸分泌减少也是钙吸收不良的主要危险因素。维生素D是维持体内钙稳态的调节剂，主要在小肠吸收，绕道近端小肠和术后脂肪吸收不良可导致脂溶性维生素D缺乏。

钙缺乏和维生素D缺乏的临床表现可不明显，也可表现为肌无力、肌肉疼痛、继发性甲状旁腺功能亢进、骨质疏松等。

为避免术后钙和维生素 D 的缺乏,2018 年《减重手术的营养与多学科管理专家共识》建议,每天常规补充钙 1200～1500 mg 钙(通过饮食摄取或以枸橼酸钙的形式分次给予),补充至少 3000U 维生素 D(治疗剂量的 25‑羟维生素 D 滴定至 30 μg/L 以上),并定期评估血钙、骨密度、甲状旁腺和维生素 D。对于术后发生骨质疏松等患者,2013 年 ASMBS《减肥手术患者围手术期营养、代谢和非手术支持临床实践指南》建议,在对钙缺乏和维生素 D 缺乏进行恰当治疗后,方可进一步接受二磷酸盐的治疗,因二磷酸盐的口服吸收率较低且有发生吻合口溃疡的潜在风险,故建议通过静脉途径给药。静脉用药剂量为:唑来膦酸 5 mg,每年 1 次;或伊班膦酸钠 3 mg,每 3 个月 1 次。在排除潜在吸收障碍和吻合口溃疡风险后,可口服二磷酸盐,用药剂量为:阿伦膦酸钠 70 mg,每周 1 次;利塞膦酸钠 35 mg,每周 1 次,或 150 mg,每月 1 次;或伊班膦酸钠 150 mg,每月 1 次。

三、微量元素

微量元素锌、硒、铜缺乏的发生率相对较低。2018 年《减重手术的营养与多学科管理专家共识》建议,对于接受吸收不良型手术的患者,术后建议补充锌元素 8 mg/d,并定期筛查锌元素,当发生脱发、异食癖、味觉障碍及男性勃起障碍等时,应考虑锌缺乏。术后无需对硒和铜进行常规筛查,而当患者术后发生不明原因的贫血、昏厥、持续腹泻、心肌病和代谢性骨病时,应进行硒缺乏的筛查;当术后出现贫血、中性粒细胞减少、脊髓神经病及伤口愈合延缓时,应检查铜元素水平。

术后铜的建议摄入量为 2 mg/d,对于铜元素严重缺乏的患者,开始治疗时可静脉补充铜 2～4 mg/d,治疗 6 天,后续治疗以及轻到中度铜缺乏可通过口服硫酸铜或葡萄糖酸铜 3～8 mg/d,直至铜元素水平正常及症状消失。

四、维生素

水溶性维生素包括维生素 B_1、维生素 B_{12}、叶酸和维生素 C,缺乏发生率较低,但由于其在体内储存有限,一旦发生缺乏时相关症状出现较快。

1. 维生素 B_{12}

Brolin 等发现 RYGB 术后维生素 B_{12} 缺乏发生率为 12％～33％。维生素 B_{12} 缺乏的主要原因有:胃酸及内因子分泌减少导致维生素 B_{12} 吸收障碍;术后肉类及乳制品进食过少导致维生素 B_{12} 来源减少;近端小肠或输入袢的细菌过度生长亦会促使维生素 B_{12} 的缺乏。维生素 B_{12} 缺乏的临床表现包括巨幼细胞性贫血、四肢末端的麻木刺痛、抑郁等。血清维生素 B_{12} 水平不是一个反映机体维生素 B_{12} 营养状况的良好指标,评估维生素 B_{12} 最佳指标是测定血液中的同型半胱氨酸和甲基丙二酸水平。

为避免术后发生维生素 B_{12} 的缺乏,术后应预防性补充维生素 B_{12}。2013 年 ASMBS《减肥手术患者围手术期营养、代谢和非手术支持临床实践指南》建议，切除胃下部的患者应每日口服补充 1000 μg 或更大剂量的结晶维生素 B_{12}，或选用 500 μg 维生素 B_{12} 每周 1 次滴鼻；定期复查血清维生素 B_{12} 水平。若口服和滴鼻方式难以维持维生素 B_{12} 水平，则可肌注或皮下注射维生素 B_{12} 1000～3000 μg，每 6～12 个月 1 次。

2. 叶酸

术后胃酸分泌减少和手术绕道近端小肠也会造成叶酸吸收不良，叶酸缺乏虽不像铁和维生素 B_{12} 缺乏那么常见，但也是导致术后贫血的重要原因之一。对于育龄女性，叶酸缺乏必须在孕前及时发现并予以纠正，否则容易导致胎儿神经管畸形，因此术后应及时补充叶酸并坚持定期监测血清叶酸浓度。研究表明，每日补充包含 400 μg 叶酸的复合维生素可有效阻止术后叶酸缺乏的发生，提示从常规复合维生素中摄取叶酸通常足以预防叶酸缺乏。术后如果出现血清叶酸缺乏，应补充叶酸 1 mg/d。

3. 维生素 B_1

术后发生维生素 B_1 缺乏的情况并不多见，但当患者术后出现持续呕吐、体重急速下降，或有酗酒、肾脏疾病、心力衰竭、脑病及需要肠外营养时，应高度重视并筛查是否存在维生素 B_1 缺乏。维生素 B_1 缺乏的早期表现是厌食、体重下降、便秘、脚麻痹及"针刺感"等，严重缺乏可能出现 Wernicke-Korsakoff 综合征和心脏相关疾病。

2018 年《减重手术的营养与多学科管理专家共识》建议，术后应常规补充维生素 B_1，补充每日必需量的 2 倍。对于重度维生素 B_1 缺乏（疑诊或确诊）的患者，应静脉补充维生素 B_1 维生素 500 mg/d，3～5 天后改为 250 mg/d 治疗 3～5 天，症状消失再改为口服维生素 B_1，100 mg/d，直至危险因素解除。中度维生素 B_1 缺乏可静脉补充维生素 B_1 100 mg/d，共 7～14 天。

5. 脂溶性维生素

脂溶性维生素 A、E、K 的缺乏少见，一般多见于术后经常发生脂肪泻的患者。维生素 A 缺乏可导致夜盲症、干眼症及蟾皮病等，血浆视黄醇水平是反映体内维生素 A 含量是否充足的方法。维生素 A 缺乏易被口服补充纠正，建议每天口服补充维生素 A 5000～10000IU 直至维生素 A 水平正常。目前维生素 E 缺乏和维生素 K 缺乏的相关研究较少。2013 年《减肥手术患者围手术期营养、代谢和非手术支持临床实践指南》建议，术后无需对维生素 E 及维生素 K 缺乏进行常规检测；对于接受吸收不良型手术的患者，术后应定期筛查维生素 A 缺乏；对于术后出现肝病、凝血功能障碍以及骨质疏松等疾病的患者，应考虑检测维生素 K_1 水平。

第四节　术后常见营养问题

一、早期倾倒综合征

一般在餐后不久发作，以心血管症状和胃肠症状为特征。心血管症状包括头晕、乏力、出汗、面色苍白，心跳加速，呼吸深大，此时患者希望能立马躺下；胃肠症状包括上腹部不适、恶心、呕吐、腹泻等。这些症状在术后大量进食甜食时更易发生，其发生与胃排空过快有关。

患者一般平卧10～20分钟即可自然缓解。治疗上以饮食控制为主，很少需要手术治疗。饮食中应严格限制精制糖的摄入，因为精制糖水解为渗透性活性物质较快。可溶性膳食纤维在肠道中能够形成凝胶与碳水化合物结合，延迟食物排空，对治疗倾倒综合征有益，因此可以适当增加可溶性膳食纤维的摄入。倾倒综合征患者对蛋白质和脂肪的耐受性比碳水化合物要好，饮食上可适当增加脂肪和蛋白质的摄入量，而碳水化合物建议以淀粉为主，以增加患者对食物的耐受性。由于液体能够快速进入小肠，部分患者可能存在不能耐受饮食中的液体问题，此时可通过选用含水量低的食物来控制饮食中的液体总量，将液体补充放在两餐之间，且补充液体时不进食固体食物。此外，少食多餐及进食后立即躺下对减轻症状有利。

二、低血糖综合征

一般在进食后 1～3 小时发生,尤其是在大量进食碳水化合物或在活动时出现。临床表现以心血管症状为特征,患者可能出现手脚发颤、出汗、头晕、心悸、四肢无力等症状,并有坐下或躺下的欲望,稍进食后即可完全消除。

其发生与反应性低血糖有关,一般可通过营养管理加以预防。饮食上主要采用少量多餐,低糖饮食,减少精制糖的摄入,增加膳食中蛋白质的摄入量等,对患者的膳食进行调整。同时教育患者认识碳水化合物类食物的分量,从而有助患者实现对碳水化合物的有效控制。

三、腹泻与脂肪泻

腹泻多与胃排空过快、肠蠕动增强及胃肠消化吸收不良有关。脂肪泻多见于吸收不良性手术,其发生多因消化道改道使食物快速排出,致使胰腺、胆囊的分泌与食糜流动不同步,消化液和食糜不能很好地混合,从而影响脂肪的吸收。

饮食上宜采用低脂少渣高蛋白易消化膳食。在食物选择上建议采用渐进模式:首先选用少量复合碳水化合物(如面包和谷类等)和低脂肉类(如鱼虾等),其次选用少量蔬菜和水果,最后选用脂类食物。这种食物选择的渐进模式限制了加快肠道运转的食物、刺激液体分泌进入肠道的食物和可能导致肠道吸收不良的大量高渗性碳水化合物的摄入。

四、韦尼克脑病

韦尼克脑病（WE）由 Carl Wernicke 于 1881 年首先报道，当时报道了三例病人，其特点为急性起病，以精神障碍、眼肌麻痹和共济失调性步态为主要症状，此三例患者最后均死亡。病理解剖后发现为脑血管损害，损害主要累及脑室和灰质。

在减重术后患者中主要见于剧烈呕吐，长期维生素缺乏（主要是维生素 B_1 缺乏）导致的一系列症状，预后差。

1. 临床表现及诊断

（1）病史有长期酗酒、严重营养不良、剧吐，维生素缺乏等在减重术后患者大多数和快速减重，剧烈呕吐，维生素特别是维生素 B_1 缺乏有关。

（2）症状：精神障碍、眼肌麻痹及共济失调（三联征）。减重患者常首先出现下肢无力、站立不稳等症状。

（3）实验室检查：维生素 B_1 血浓度低于 99.7 nmol/l；血丙酮酸升高；血转酮醇酶活性减低。

（4）核磁共振成像（MRI）：MRI 对韦尼克脑病诊断的敏感性为 53%，特异性为 93%。典型的改变为第三脑室和导水管周围有对称性长 T2 信号影。乳头体萎缩被认为是急性 WE 特征性神经病理异常。

2. 处理及治疗　减重术后即使只是怀疑，只要病史符合就应立即使用维生素 B_1 治疗，维生素 B_1 能有效防止疾病进展，逆转无结构变化的脑损伤。无检测条件但怀疑 WE 的患者，可以给予诊断性治疗：给予维生素 B_1 治疗后眼球活动异常等改善，即可确诊。

急性期患者需住院治疗，持续数天静脉内应用 $50 \sim 100$ mg 的维生素 B_1，并注意平衡饮食，防止摔伤，还要注意其他维生素缺乏的补充。

需要注意：在未补给足量维生素 B_1 前，静脉输入葡萄糖会进一步加重三羧酸循环障碍，从而使病情加重，导致患者昏迷甚至死亡。

之所以要提醒韦尼克脑病的诊治，是因为与减重术后指导有关，早期及时治疗的患者可完全恢复，病死率为 $10\% \sim 20\%$。患者如果出现昏迷、休克及心血管功能衰竭等常提示预后不良，部分患者可残存眼球震颤或共济失调症状。

（梁辉　徐冬连）

第十七章

术后复诊流程与数据管理

　　肥胖及相关代谢问题日益严重,是威胁人类健康的重要因素。目前中国成人肥胖率为 10%～16%,肥胖总人数居全球首位。因传统治疗方法很难有效治疗肥胖症,减重代谢手术已被认为是治疗严重肥胖及其合并症的最有效方法,术后 10 年的多余体重减少率可以达到 60%～70%,糖尿病缓解率可以达到 70%～80%。但减重手术后也会出现消化道、营养、代谢方面的并发症,因此术后终身规律随访和监测是保证术后疗效、防止复胖的关键。

　　江苏省人民医院自 2010 年开设减重术后患者多学科随访门诊,为减重术后患者设立了以个案管理师为主导的绿色复诊通道,对患者术后并发症和不适症状予以早期发现和及时干预,帮助患者树立正确的生活方式,从而起到长期改善相关代谢指标、维持减重效果的作用。

　　现将减重代谢外科的复诊流程及数据收集报道如下。

一、复诊绿色通道多学科人员组成

复诊绿色通道多学科人员组成,以减重个案管理师为主导,由减重代谢外科医疗团队、护理团队、内分泌科、营养科共同构成多学科复诊团队。人员分工见表 17 - 1。

表 17 - 1 多学科复诊团队人员分工表

姓名	科室及人员	职责
＊＊＊	减重个案管理师	复诊通知及开立检查项目
＊＊＊	减重代谢外科医疗团队	减重专科问诊及咨询
＊＊＊	内分泌科	内分泌科问诊及咨询
＊＊＊	营养科	减重术后患者体脂分析及术后营养指导
＊＊	运动医学科	运动医学指导
＊＊	减重代谢外科护理团队	复诊患者的引导、五围测量、采集血标本
＊＊	护理研究生	复诊患者量表填写、体脂测量、科研设计

二、复诊绿色通道一站式复诊服务

复诊的诊室设置在减重病区示教室内,诊室配备有门诊医嘱系统及条码打印系统,所有复诊项目均集中在示教室内完成,避免了复诊患者在门诊收费处挂号、划价、缴费等的繁琐环节,将上述流程全部纳入至微信或支付宝"一键式"服务,大大缩短了患者的排队等候时间;另外,患者各项检查结果均可直接在微信公众号平台查询,无需患者往返医院打印检查报告。

三、一站式复诊流程

（一）复诊患者通知

减重个案管理师通过个案随访系统查询本周需要复诊的患者,通过信息化平台提醒患者复诊。不能来院复诊的患者进行电话随访,问询患者的减重效果并告知本月随访项目,提醒其至当地医院复查,并及时反馈检验报告结果。

（二）复诊流程推送

减重个案管理师提前一天与确定来院复诊的患者联系,查看复诊患者的健康码及行程轨迹,确保其来院复诊的安全性。人员确定完成后将第二天复诊的患者建立微信群,以群公告形式告知患者复诊地点及注意事项等,并将复诊挂号流程发送在微信群中以指导患者挂号。

（三）复诊患者引导

由病房工作人员检查患者的健康码及行程轨迹,签署知情同意书,引导至复诊等待区,领取就诊序号,有序排队等候。等候区患者每人发放一份复诊流程通知及温馨提示,以供患者查阅。

（四）问诊及开立检查单

引导患者进行体脂分析,随后至减重代谢外科医师处进行问诊。问诊内容包括:体重变化情况、饮水是否达标、饮食过渡中有无不适、是否按照饮食进阶原则摄食、有无误食、是否遵医嘱按时按量服用抑酸剂及补钾药、糖尿病患者的血糖情况、高血压患者的血压情况、运动情况、维生素及蛋白粉服用情况等。减重个案管理师判断患者是否达到随访月份的多余体重减少达标率。根据复诊术后随访项目表(见表 17－2)开立检查项目,开立前再次与减重代谢外科医师确定开立项目,根据患者具体情况酌情增减。引导人员告知患者具体的检查项目,指导其使用手机缴费,打印检验条码并为其采集静脉血标本。

表 17－2　减重代谢术后随访项目表

项目名称/复诊时间	术后 1 个月	术后 3 个月	术后 6 个月	术后 9 个月	术后 1 年
营养和运动调查及健康教育①	√	√	√	√	√
体重、腹围、血压、全身脂肪分布检测②	√	√	√	√	√
血常规	√	√	√	√	√
生化(肝肾功能电解质)③	√	√	√	√	√
血糖	√	√	√	√	√
糖化血红蛋白(糖尿病患者)	—	√	√	—	√
空腹血清胰岛素＋C 肽	—	√	√	—	√
糖耐量试验(糖尿病患者)	—	—	√	—	√

项目名称/复诊时间	术后 1 个月	术后 3 个月	术后 6 个月	术后 9 个月	术后 1 年
维生素 B_{12} ＋叶酸	✓	✓	✓	✓	✓
维生素 D	—	—	✓	—	✓
甲状腺功能④	—	—	✓	—	✓
铁蛋白,血清转铁蛋白	—	—	✓	—	✓
尿常规＋沉渣定量组套	✓	✓	✓	✓	✓
胃镜、肝胆胰脾彩超	—	—	—	—	✓
其他⑤	—	—	—	—	—

注:"✓"为术后不同时间必须检查项目;

"—"为术后不同时间非必须检查项目。

说明:①如果需要,可增加次数;②每周至少自测 1 次;③生化指标包含转氨酶、血清胆红素、甘油三酯、胆固醇、尿酸、血清白蛋白、钠、钾、钙、镁、氯等;④术前甲状腺功能异常者至少每三个月复查 1 次;⑤根据临床实际需要,或根据上一次检查结果补充。

(五) 留取相关资料和数据

患者休息片刻后,测量血压及"五围",并留取患者本次复诊照片,术后 3 个月、6 个月、9 个月、1 年的患者指导其填写随访相关量表。

(六) 多学科咨询指导

引导患者至营养师处给予营养咨询,由营养师分析每位患者的体脂分析数据,包括肥胖类型分析、肌肉脂肪分析、节段脂肪分析、肌肉均衡、细胞外水分比率、INBODY 评分、内脏脂肪面积、体重控制目标、相位角等,根据患者基础代谢率确定患者每日摄入总能量,指导每日营养素的均衡搭配,调整后续蛋白粉和复合维生素的摄入量。对于减重效果不佳的患者,营养师引导其回忆过去一周的具体饮食摄入情况,分析存在的问题,从而予以个体化教育和指导,并由个案管理师进行跟踪随访。

引导糖尿病患者至内分泌医师处进行内分泌专科咨询,根据患者的居家血糖、血压监测数据分析患者的胰岛功能恢复情况和血压恢复情况。对于居家过程中发生低血糖、低血压、血糖及血压恢复不佳的患者分别给予指导,并由个案管理师进行跟踪随访。

引导至减重个案管理师处询问复诊患者的运动情况,评估其居家运动的种类和方式,如是否能坚持有氧运动 30 min/天,至少 150～300 min/周。无法完成运动计划者或运动后有损伤者,引导至运动医学科专家处进行咨询指导。对于多余体重减少率不达标的患者,由运动医学科医师指导制定个体化运动计划,个案管理师跟踪其效果。

(七) 检查结果反馈

个案管理师在复诊患者微信群中发送复诊检验结果的查询步骤视频,不能来院随访的患者,告知其在当地三甲医院复查后将检查报告发送至个案管理师。个案管理师统一下载打印检验结果,发送至减重代谢外科医师处进行判断,对检验结果异常者,由个案管理师及时给予电话反馈及指导。

（八）检验结果及数据录入

将复诊患者的检验数据导入个案管理系统数据库，系统自动校验数据，以确保数据的准确性。

（九）满意度调查

向所有复诊患者发送满意度调查表，调查患者对本中心随访复诊工作的满意度情况，及时解决患者提出的质疑和建议，以提升复诊患者的满意度，从而提高复诊随访率。

四、数据库管理

数据是减重外科的灵魂，因为数据结果反映了术式选择的恰当与否、术后教育管理的质量等，也是各种临床研究的基础，因此做好数据库的建设和管理工作十分重要。在江苏省人民医院，减重数据库采取云端上传、自动存储的方式，对于外院的数据由个管师收集整理后上传，数据由一位主治医生和个管师共同维护，主任进行抽查。

数据的获得采取多途径的策略，除了复诊数据还包括问卷调查、电话访问、微信交流以及年终的俱乐部体检结果等等，尽量完善每个患者的术后数据。

尽管数据库建设相当复杂，需要花费大量精力和金钱，但是建设数据库是媒介减重代谢外科必需的组成部分。

对于减重代谢术后患者而言,如果随访期间缺乏科学规范的管理和营养指导,极易发生一系列术后并发症,如贫血、脱发、胃肠功能紊乱、减重效果不佳等,有部分患者甚至需行修正手术,这些都影响患者的生活质量及预后,严重者甚至危及患者生命。通过提供减重术后一站式复诊服务,可满足复诊患者的多元化需求,专业化的复诊流程不仅大幅度提升了患者复诊率,也能有效提升本专科护理质量。

此外,我们也考虑到减重代谢外科患者大多合并糖尿病、高血压等代谢性疾病,因此融入了包含内分泌科、营养科、运动医学科等的多学科团队,可从多方面、多角度去评估解决患者术后存在的问题。同时,以个案管理师为主导,提高医护人员对术后患者自我管理的监管力度,加强护患、医患之间的沟通。

另外,有研究提示,肥胖人群心理问题的发生率高于一般人群,部分减重代谢术后患者由于胃肠功能持续紊乱,饮食习惯发生巨大改变,也会进一步加重患者的焦虑、抑郁情绪;而心理状况不佳又是导致情绪化饮食、随访依从性差的重要因素。在未来减重术后患者的长期随访中,还需探讨包括心理科的多学科团队在随访中的应用效果。

（林睿）

第十八章

个案管理师在围手术期的工作职责

个案管理是管理性照护的一种方法，是一个集健康评估、计划、实施照护、协调与监测等于一体，以个案为中心，经由个案管理师负责协调与整合各专业人员意见，在合理住院天数内提供符合个案需求的整体性、连续性照护服务，是重视目标导向和结果导向，希望降低成本及缩短住院天数以达到成本效益与品质兼顾的照护系统。减重代谢外科个案管理的照顾模式注重医疗团队各成员间的沟通、协调与合作，共同解决问题、作出决策、评价个案的照护过程和结果以及共同负起医疗照护的责任。

一、工作概述

个案管理师的工作是对减重手术患者实施从入院、手术、术后及出院后的全面、协调、个体化护理，包括对患者进行入院介绍，生理、心理、家庭全面护理评估、一般资料收集，病情观察与监测，执行治疗、基础及专科护理措施，提供针对性的健康教育，出院指导及出院后随访复诊、资料的收集和整理，疑难问题的解答和处理，家属教育，以保证患者健康科学地减重、降糖，降低减重手术相关并发症的发生率,并在保证护理专业标准的前提下对下级护理人员给予指导。

二、岗位任职条件

1. 注册护士。

2. 身体健康,能胜任岗位要求、达到岗位标准。

3. 个人品德好,能吃苦耐劳,有奉献精神、钻研精神、学习能力、开拓创新精神;关爱病人,有耐心,服务态度好。

4. 具有团队合作精神,良好的沟通和协调能力,能与科室其他人员团结协作。

5. 接受 N2 的课程培训,熟练掌握本专科护理知识和技能,对减重工作充满热情,有临床管理患者的意识,达到 N3 能级的主管护师。

6. 相关临床护理工作经验 10 年以上,有扎实的专业知识水平。

7. 具有较好的思维、清晰的表达能力,以及分析问题、解决问题和总结问题的能力。

8. 接受代谢手术及代谢个案管理师相关专科课程培训,熟练掌握新的护理知识和技能。

9. 熟悉本专业领域的进展,能对本专科护理现状客观分析,并有计划性地改进本领域护理工作现状。

10. 有较强的教学培训能力、一定的科研能力。

三、工作职责

（一）术前护理

1. 对减重患者术前咨询、筛查负责　接听患者的咨询电话，热情接待到院咨询的患者，安排未入院患者及家属的院前同伴教育，从术前咨询开始即对患者进行全面评估，做好初步筛查工作，选取符合要求的患者，建立良好护患关系。

2. 充分改善影响手术安全的肥胖相关疾病（血压、血糖、呼吸等）　密切关注患者血糖、血压的变化情况，及时向医生汇报，并提出合理性建议；术前使用 NOSAS 问卷和 STOP-BANG 问卷对所有患者进行睡眠呼吸暂停的风险筛查，针对合并睡眠呼吸暂停的患者，指导其白天使用呼吸训练器进行肺功能锻炼，并做好晚夜间血氧监测和无创呼吸机的准备工作；做好交接班工作，指导当班护士进行晚夜间血氧监测，观察患者睡眠时的血氧及睡眠呼吸暂停情况，记录并汇报医生对症处理；指导患者正确使用无创呼吸机辅助呼吸，了解无创呼吸机的各种模式、适应证及调节方法，对佩戴不适者能根据实际情况对呼吸机参数进行初步调节，仍异常者次日做好数据分析并汇报至主管医师；注意关注患者的血气分析结果。

3. 指导患者术前一周低热卡饮食　对减重代谢手术患者在术前予以低热卡饮食，使患者提前适应术后胃肠道的低顺应性和高胃内压状况,从而减轻患者术后的恶心、呕吐症状,提高术后饮水达标率,加速患者术后恢复。具体热卡设置为:女性标准 1200 kcal/d,男性标准 1500 kcal/d。另外,针对合并糖尿病、高血压等患者需设计个性化的低热卡饮食食谱。注意监督患者的依从性情况,对于热量摄入超标准者,应及时调整其次日的进食总热量及食谱内容。

4. 评估减重患者心理状态　采用专科评估量表评估患者的心理状况,对存在心理状况异常者,联合心理科及早进行心理干预。

5. 设置合理的减重目标　准确测量患者的体重、身高和五围,使用人体成分分析仪测量患者的骨骼肌、体脂肪等状况,根据个体情况确定患者的最终减重目标。

6. 给予患者入院教育　向患者详细介绍减重代谢外科的手术方式、适应证和禁忌证等,术后常见症状以及并发症的处理方法等内容;对育龄期女性,做好术后 1 年内避孕的重点宣教。

7. 给予患者术前宣教　告知患者术前禁食、禁饮时间,术日晨降压药以一小口水服用,指导患者抬臀运动、踝泵运动、床上翻身等术后床上活动的内容和实施方法,物品准备内容(矿泉水、奶瓶),以及相关注意事项,如取下贵重物品、更换手术衣等具体要求。同时需要耐心解答患者的疑问,安慰缓解患者的紧张焦虑情绪,鼓励其以积极的心态迎接手术。

（二）术后护理

1. 对减重患者的术后病情变化负责　患者手术回病房后，应与手术医生详细沟通、了解患者的术中情况，了解术后可能发生的问题，从而确定术后病情观察、护理的重点内容，并与下级护士做好沟通与指导。

2. 对患者术前相关问题予以连续性评估及管理　对肥胖合并糖尿病患者，术后监测血糖（q4h），继续做好血糖管理工作；术前合并高血压者，术后监测血压（tid），血压升高时及时降压处理；合并睡眠呼吸暂停者，应指导管床护士在患者手术回室后立即抬高床头，并根据血氧情况确定是否继续予以正压无创呼吸机辅助通气及 24 小时持续血氧监测，并及时关注患者的血气分析结果。

3. 对患者术后并发症以及异常情况的预防措施制定与落实负责

（1）对术后常发生的问题，如疼痛、呕吐、饮水困难等，制定标准护理流程，指导下级护士的临床护理工作；

（2）对术后短期内并发症如吻合口瘘、出血、溃疡等的病情评估、预防和护理；

（3）对术后远期并发症脱发、贫血、营养不良及复胖等问题的评估及护理；

（4）术后伤口脂肪液化的评估及护理；

（5）术后特殊情况的评估及护理，如术后发生其他重大疾病等；

（6）术后育龄妇女常见问题评估及指导干预：关于多囊卵巢综合征及术后一年内怀孕等；

（7）指导患者对上述的术后常见并发症及相关问题进行预见性自测。

4. 对减重患者术后饮水问题负责　建立减重专科的术后饮水计划和目标，按照术后第 1 日饮水 500 ml、术后第 2 日饮水 1000 ml 的目标进阶式增加饮水量，合理控制饮水速度，以 6：3：1 比例分配白、晚、夜间的具体饮水量，也要及时督促患者的饮水目标达成情况。对饮水不达标者，分析具体原因并予以针对性处理。

5. 对减重患者术后活动问题负责　制定专科的早期下床活动三部曲，要求患者术后第 1 日晨拔除尿管后，尽早下床活动，并根据个体情况协助患者制定每日运动计划。当患者因疼痛、呕吐等无法下床活动时，应做好相应症状的处理，以促进患者早期下床活动。

6. 对减重患者的皮肤、安全问题负责　由于减重患者的体重基数大，患者行动缓慢，脑供氧不足致嗜睡，血糖异常，皮肤易发生局部感染，应帮助患者清洁皮肤，并予以局部用药，根据患者情况采取合适的压疮预防措施；加强安全防护，如晚夜间床栏的使用等。

（三）出院护理

1. 给予出院宣教　采取集体授课、宣教手册、宣教视频、问卷星考核等多种方式相结合的宣教形式，具体宣教内容包括术后饮食总体过渡原则（清流质－流质－半流质－软质－普食）、进食速度（少量多餐、细嚼慢咽、每餐进食时间为半小时）、宜摄取食物（每日饮用 1500～2000 ml 水、口服复合维生素和蛋白粉的时间点及量）、不宜摄取食物（甜食、高油食物、冰水、咖啡、浓茶、酒精等）、饮食方面的注意事项、术后 1 个月的饮食具体要求；术后各阶段的活动方式、活动强度和活动频率要求；出院后用药指导（抑酸、补钾药物）；出院后伤口护理；以及随访的时间点（术后 1 个月、3 个月、6 个月、9 个月、1 年、1 年半、2 年、之后每年）等内容。此外，还应向患者重点强调术后蛋白粉、复合维生素的重要性，根据患者的手术方式，告知蛋白粉以及复合维生素的服用持续时间。同时，向患者强调术后健康行为方式转变的重要性。对育龄期妇女，再次强调术后一年内需严格避孕，解释手术后短期内怀孕的严重后果；告知患者出院后常见反应，如胃酸反流、体位性低血压、低血糖、贫血等的临床表现以及对症处理方法。

2. 建立减重患者随访档案资料　根据患者的术后并发症等情况，将患者归类为几种不同的特定人群管理，采取电话教育、随访时面对面教育、医生门诊就诊等方式加强对患者术后并发症和减重效果的管理与追踪，并根据患者的恢复情况以及减重效果增加患者的随访次数,与患者保持持续、有效的沟通和联系,追踪远期恢复和减重效果。

(四) 其他职责

1. **对减重中心的相关活动负责**　根据减重中心年度计划内容制定本年度媒体宣传及减重支持协会活动计划(计划活动三次,每次均安排媒体宣传提高医院专科知名度及影响力)。

2. **对患者出院后咨询负责**　再次全面评估即将出院患者的情况,掌握不同患者术后随访的重点内容;做好出院患者 QQ群、微信群的维护工作(包括减重公众微信的内容推送,复诊相关通知推送,关注患者留言,针对近期患者反馈的共性问题予以统一解答)。

3. **开展院内护理会诊工作**　针对医院各科室收治的肥胖患者所存在的护理难点,开展院内护理会诊。

4. **指导患者出院后的自我管理**　指导患者出院后的体重自我监测和自我管理,同时要求家属配合、监督和管理减重患者的治疗、饮食以及运动,由个案管理师远程监督。

5. **制定个性化减重目标计划表**　根据每位患者的基础体重、人体成分分析结果、所采取的手术方式等情况,个案管理师为不同患者制定个性化的阶段性减重目标计划表。减重效果的衡量指标不应只采取体重单维度指标,还应细化到体脂肪、骨骼肌等层面,以实现高质量的减重效果为最终目标,并通过远程信息系统监督患者的减重效果及减重达标情况。

6. 对减重专科的学术科研负责

（1）学习本专业最新知识，关注本专业学术动态。

（2）减重手术调查问卷的设计及术后个性化饮食、运动和随访资料的制定。

（3）编写减重个案管理岗位、工作流程及规范并根据学科发展予以实时修订。

（4）做好院外减重外科进修带教以及本专科年轻护士的培训和带教。

（5）关注减重专科相关领域的研究热点，在护理工作过程中要善于发现临床问题，将临床实践问题转换为科研问题，并采用科学方法进行探究，同时能将科研成果进行转化应用，以达到为患者服务、为临床护理服务的终极目标。

（6）结合本专科患者及临床护理需要，研发、申请相关发明专利和实用新型专利，注重专利成果转化。

（7）协助做好专科相关学术会议和继续教育学习班的承办工作。

（杨宁琍）

第十九章

修正手术的评估与选择

第一节　修正手术的定义与分类

减重手术不仅能够给患者带来稳定而持久的减重效果,而且能够显著改善伴随的各种代谢性疾病,因此减重手术获得了长足的发展,中国的手术量自 20 年前的 100 多例快速上升到 2020 年的 14000 多例,增长了近 100 倍。与此同时,也面临一些手术效果欠佳、体重反弹、代谢病复发、手术相关并发症发生等需要再次手术的情况,国际上称之为 revision surgery,目前中文翻译为"修正手术"。当然"修正"两个字似有原来手术不标准或不规范的潜在意味,不知未来是否能寻找更恰当的名称取代所谓"修正"?

文献表明,减重手术之后修正手术的发生率在 5％～50％不等,不同术式的修正手术发生率也不尽相同,随着时间的延长,再次手术发生率可能更高。目前修正手术并无明确的定义,其适应证、禁忌证、手术方式选择、效果评价等尚缺乏统一标准。

修正手术分类

修正手术（revision surgery，也称为再次手术）是指肥胖与代谢病患者在减重手术后由于手术效果不佳、复胖和/或术后严重并发症等而需要接受再次手术，修正手术可以是第二次也可以是更多次，但计划性的分期手术不应被认为是修正手术。

修正手术的手术方式根据具体术式可以分为修理手术、修改手术和复原手术三种类型：

1. 修理手术（correction） 减肥手术术式不变，将原来不规范的手术做成规范的手术，如将原来过大的胃囊或者原来不大但术后已逐渐扩张变大的胃囊改为标准的小胃囊。

2. 修改手术（conversion） 手术术式改变，减重术后因为减肥效果不佳或者严重的并发症而将原来的术式修改为其他类型的减肥术式，如将袖状胃切除术改为胃旁路术。

3. 复原手术（restoration） 减肥手术后因为效果不佳或者发生严重并发症、营养不良等原因而将原来的减重术式恢复为正常的消化道解剖结构。如可调节胃绑带术后发生绑带移位而将绑带取出，胃旁路术复原为正常解剖等。

减重术后需要修正的原因

修正手术最常见的原因是减重不足或者复胖（当然，对于体重复胖和反弹的定义依然未能统一);其次是各种术后的并发症;还有是因为部分患者强烈要求修正。

需要进行修正手术的常见于以下一些情况:

(1)减重效果不佳:也可以称为减重不足,两年以上多余体重减少率少于50%;或首次术后两年BMI超过40 kg/m²。

(2)体重反弹或复胖:术后EWL超过50%,之后体重增长超过2 kg/月且持续超过3个月;或者复胖到EWL<25%。

(3)术后严重的并发症:比如严重营养不良、术后内疝、漏,肠梗阻,严重的反流性食管炎等。

产生的原因主要有:

(1)实施了不规范的手术;做已经被淘汰的手术,或者选择了不合适的术式。

(2)标准手术技术不规范:如SG中保留胃底过多、SG术胃囊过大,LRYGB中小胃囊保留过大、吻合口过大、胆胰支或者食物支过短、共同支过长等,大多数和学习曲线有关。

(3)患者术后长期的不良生活习惯:流质饮食、高热量食物、熬夜、抑郁症、家庭变故、反流食管炎等以及术后教育指导缺失等。

(4)其他:不明原因的腹痛、探查性手术、继发性肥胖、不明原因的肥胖等。

第二节　修正手术术前评估与诊断

　　修正手术由于有很多不确定性,术前要通过完善细致的检查进一步明确原因,以便制定出有针对性的解决方案。多学科参与,包括详细询问减重史、饮食及运动等生活习惯以及心理精神状态等方面的情况。记录患者饮食清单,比如每天的饮水量、进食的种类和结构、每次的量等,详细了解其饮食行为。其次,了解上次手术的情况,尤其对手术录像的复习非常有必要,当无法获取录像时,前次住院病历,包括手术记录在内的各种医疗文书的认真研读也非常有必要,当然手术记录仅供参考。

　　另外,针对需要修正手术的患者,除必要的实验室检查以外,还需要通过影像及内镜检查进行进一步的评估和解剖学分析。这些措施有助于明确手术效果不佳或者失败的解剖原因,从而达到个体化的治疗目标。

　　1. 内镜检查　　行修正手术之前,内镜应该作为必选的常规检查。内镜检查可以详细了解消化道解剖结构,提供以前手术的诊断信息,仔细检查食道以及胃和十二指肠黏膜情况,以帮助确定是否有食道反流或者胆汁反流以及严重程度,也可以了解到是否存在胃底扩张、吻合口扩大、消化道狭窄、吻合口溃疡、出血、异物侵蚀及其他潜在问题(比如缝钉或者缝线的影响或者胃瘘的存在等情况)。

2. 腹部CT(三维重建) 腹部CT可以提供更加丰富的信息,有助于了解腹部情况,对于判定腹腔情况诸如内疝、肠梗阻、腹腔感染、食道裂孔疝、胃瘘等等提供必要的支撑信息,有助于术前诊断,同时提供必要的手术需要的解剖,也有助于术后的对比。

3. 消化道造影 消化道造影在修正手术前的检查中有一定的意义,因为造影可以提供动态的影像,有助于了解患者有无功能性狭窄、扩张、胃瘘的存在以及胃瘘周边的解剖情况,有助于弥补原始手术记录缺失或者信息不全的情况。术前的消化道造影也可以为术后的对比提供依据和更多的信息。

4. 其他检查 有时候腹部彩超、食道测压等也有助提供一些必要的诊断信息,为完善术前诊断提供必要的帮助;另外,胃排空试验也有助于证实是否存在功能性的异常等。

术前检查能够提供基本的解剖信息,但有时尽管做了充分的术前准备和检查,依然不能完全排除一些遗漏的诊断可能,因此,术中的细致探查和术者丰富的临床经验就显得尤为重要。

修正手术的时机

修正手术可以根据初次减重手术后的时间早晚大致分为早期修正和晚期修正。早期修正主要指时间在术后1～3个月内,多见于一些需要紧急或者择期手术干预的并发症,诸如患者体重不减、腹腔感染、胃漏、迟发出血、早期疝、肠梗阻等。上述情况需要根据普通外科的处理原则紧急或者择期处理。而晚期修正手术多见于复胖、减重效果欠佳、代谢疾病复发等，当然也包括一些远期并发症诸如疝、肠梗阻、严重营养不良等，多数文献建议术后 2 年以上再行修正。

对于修正手术的时机，尚缺少统一的认识，是根据复胖的时间还是根据代谢缓解的情况，或者需要评估体重反弹的多少、代谢疾病复发的情况？诸如此类的问题依然缺乏临床证据。

总的来说，减重不足可以适当缩短等待的时间，复胖最好在多学科指导下尝试改变生活方式或者增加药物治疗，观察 6 个月以上。对于有抑郁症或者焦虑症或者有导致增加体重的药物使用情况的患者，修正手术更要慎重。

修正手术的禁忌证

什么情况下不能进行修正手术，目前并无定论，但参考初次减重手术的指征以及其他胃肠手术的要求来看，以下情况可以列为禁忌证或者相对禁忌证。

（1）随访史缺乏者，这种情况下需要先跟踪 3～6 个月的观察期；

（2）对手术预期不符合实际者；

（3）滥用药物或酒精成瘾或有难以控制的精神疾病；

（4）依从性差，不能配合术后的饮食指导和运动指导者；

（5）未经全面系统的术前评估和诊断者；

（6）不能耐受麻醉以及再次手术者。

第三节　修正手术的术式选择

由于减重手术种类较多，且患者存在较大个体差异，加之手术者的技术和认识不同，修正手术的方式虽不能一概而论，但一些基本的普通外科的再手术原则还是需要遵循：第一是术前的充分评估和诊断；第二需要由有丰富经验的外科医生来承担，因为再次修正手术是一个要求相当高且非常复杂的领域，需要术者具备丰富的临床经验和术中应变的处置能力，因此建议由经验丰富的减重专科医生来承担，并采用术前多学科合作的模式，以便获得成功的长期疗效并且满足患者的需求。

根据常见的不同初次的术式对于修正手术的选择概述如下：

（一）可调节胃束带（AGB）的修正手术

近年来胃束带手术因为并发症发生率高，术后复胖的几率大，已经被淘汰，可调节胃束带也已经不生产，但国内早期开展的减重手术以胃束带为主。根据国际上的报道，胃束带术后需要修正的原因主要包括（报道发生率的百分比）：减重不足

（13.7％～62.5％）;体重反弹（33.3％～40％）;食管扩张（37.5％）;胃囊扩大（0.4％～40％）;束带侵蚀（0％～11％）;束带不耐受（0.6％～6.2％）;束带移位（2％～76％）;束带梗阻（0.5％～11％）;泵和管道问题（4.3％～24％）;反流性食管炎（16.6％～65％）;不耐受（0.6％～6.2％）。

AGB失败后选择最合适的修正手术在很大程度上取决于二次手术的原因。如果主要原因是体重减轻不足、反流或侵蚀/不耐受/梗阻,转为吸收不良的手术,如 Roux-en-Y 胃旁路术（RYGB）或十二指肠转流（DS）可能是最合适的。

多数研究主张修正手术的关键原则是:由于减肥效果不佳而失败的限制性减肥手术应包括具有吸收不良成分的修正选项;如果因束带滑脱或胃囊扩张而失败,但与体重结果无关,潜在的修正选择包括重新再放置束带或转为腹腔镜袖状胃切除术。

传统上是采取两步走,即先去除可调节胃束带,再做修正手术。近年来大多数的研究表明一期手术也是安全的,一步法和两步法的减重效果相当,并发症类似。

（二）袖状胃切除的修正手术

袖状胃切除术（SG）技术最早由 Hess 描述,是在准备行 BP-DDS 的患者先行大弯侧胃切除,减重以后再行第二步手术,随后发现大多数人减重效果不错,到 2013 年以后逐渐成为占比第一的减重术式,在我国,2020 年该术式的占比超过 83％,在部分医院甚至只施行袖状胃切除,袖状胃切除术后几乎不影响吸收功能。

随着 SG 病例数的增加,发现约 5%～10% 的患者减重不足需要修正手术。此外,如果是因为并发症引起的,主要的修正手术原因包括袖状胃狭窄梗阻、漏、残留胃过大。

初次袖状胃切除术后如果不标准,需要修正的原因多见于胃底扩张、胃形态的扭转、胃体狭窄等导致的复胖、减重效果欠佳,也可能由于严重的食道反流、胃瘘、频繁的呕吐导致的营养不良等,部分患者由于饮食习惯问题或者有精神心理问题,导致进食过多,胃呈均匀扩张。

由于解剖上消化道具有连续性,理论上 SG 手术可以修正成任何术式,但是需要综合考虑,作为一个可膨胀的器官,胃可以随着时间的推移而扩大。出现体重反弹的患者在内镜或上消化道检查中经常会发现扩张的管状胃,尽管如此,再次袖状胃切除术并不是标准化选择,也不应被视为控制体重的长期可行选择,可以考虑 SG+减少吸收的术式。

国际上的研究资料表明,如果患者初始手术时体重指数超过 50 kg/m²,可能需要修正为 BPDDS 手术,但是亚洲人由于摄入蛋白质量低于西方人,术后应该会有更多的蛋白质缺乏的情况。我们减重代谢外科尝试 SG+DJB 或者 SADI 手术,营养不良明显减少,而且可以预防,但是手术有一定的难度。

如果是因为术后反流性食管炎严重且药物控制不佳,或者患者无法耐受,一般选择胃旁路术(RYGB)可以解决 95% 以上的患者症状。

（三）胃旁路的修正手术

胃旁路手术(RYGB)是 Mason 于 1967 年首先描述,此后逐渐形成今天的经典术式。初次 RYGB 也有约 $10\%\sim20\%$ 的患者体重减轻不理想,或有体重反弹的患者,另外有 $10\%\sim15\%$ 的术后并发症发生,当然还有少部分患者是因发生体重过低需要修正的。

技术原因需要修正的因素主要包括:胃内瘘;胃囊扩张;胃肠吻合口扩大,狭窄;边缘溃疡;肠扭转,内疝;食物支淤滞综合征;难治倾倒综合征。其他还可能是因为代谢性疾病反弹,或者不能耐受而要求修改。

一种修正的思路旨在增加或恢复导致饱腹感的胃限制作用,这有助于患者的体重减轻。内窥镜治疗减少胃囊和胃空肠(GJ)吻合口的大小已被证明可以阻止体重增加,并以最小的风险实现短期体重减轻,但大多数已发表的研究都是小型非对照系列。当胃囊或者吻合口明显扩张,允许手术治疗时,可能需要对胃囊和 GJ 吻合口进行外科切除再次成型。也有报道在胃囊附加胃束带,初步报告结果理想;此外有延长食物支做所谓远端胃旁路术,在减重的同时也增加了营养并发症的发生率。术后并发症有胃空肠吻合口溃疡导致的出血、狭窄、穿孔等,胆汁反流性食管炎,腹泻/脂肪泻,胃小囊与远端残胃囊瘘,使 RYGB 后的修正更为复杂。试图通过修正手术来解决 RYGB 术后的减重不足总体效果有限,十二指肠转流(DS)也许是可以考虑的为数不多的修正手术方式之一,但针对一些并发症的发生做出有针对性的解剖因素的改变,能解决并发症的问题并且维持减肥效果。

腹腔镜下胃旁路术的复原手术是可以实现的,需要复原RYGB的原因极为罕见,包括但不限于严重顽固性恶心、呕吐、体重过度减轻、心理问题、慢性疼痛、难治性吻合口溃疡和与手术慢性并发症相关的营养不良。部分患者修正为 SG 可以解决问题。此外,腹部严重问题(腹内疝、小肠长段扭转)进行广泛肠切除的患者可能需要复原,以获得更大的整体肠道连续性。国内部分非正规的"胃转流手术"后因为营养不良或者长期腹泻等而需要修正的患者,需要完善的原始资料,以及术前充分的检查评估,并且充分做好术前的营养支持,术中要做好充分的预案,警惕各种意外情况。

(四) SG Plus 术后的修正手术

目前由于没有任何一种减重手术是完美的手术,国内外指南中首先推荐的术式是 SG 和 RYGB,都有其相对不足的一面,因此国际上出现多种 SG Plus 的术式,以期融合这两种经典术式的优点和弥补其不足,但各种 SG Plus 依然会面临各种诸如复胖、体重减轻不理想、术后其他并发等等,在试图对这类手术进行修正时一定要慎之又慎。因为复胖或减重不理想的因素是多方面的,其中患者的因素也非常重要,而 SG Plus 术后的解剖改变更为复杂,因此除了前面提到的一些相关的评估与检查以外,再次手术中精准测量全部小肠的长度尤为重要,以便更加精准地保留或者旷置一定长度的小肠,以改变吸收的状况。依然强调的是对这类手术的修正需要更多个体化的方案。

(五)不规范手术的修正

尽管减重手术正式实施有近 70 年的历史,但其术式一直处于变化当中。早期欧美外科专家尝试过各种空回肠短路(转流)的手术,但由于其较高的并发症发生率和远期的减重效果较差,尤其是出现越来越多的严重营养不良、肝肠循环障碍、肝肾功能衰竭等,维生素 B 族缺乏严重的可导致韦尼克脑病等,严重者甚至导致死亡,于上世纪 70 年代就已经被淘汰。但国内依然有些单位在施行肠转流术治疗 2 型糖尿病,以及少部分医院施行大胃囊的所谓"胃转流手术"。这两种手术方式变化较多,吻合方式多样,针对这些并不符合手术指征的患者进行所谓糖尿病手术以期获得短期疗效,必然会导致面临更多的修正手术的问题,对于这类患者,多数是进行复原手术,不规范的胃转流手术也可以修改为标准的 RYGB 手术。术前的完善评估和准备尤其重要,包括营养支持,心理状态调整,纠正维生素缺乏,低蛋白,贫血等情况,而其伴随的各种代谢性疾病可能只能建议其继续严格的内科治疗和追踪。

文献中关于再次减重手术的结果报道不一致,基于多余体重减少率(EWL)的减肥手术后成功与失败的定义未能统一,不能准确反映疾病的控制情况,并且所研究的人群差异很大,如果病态肥胖或肥胖相关疾病在初次治疗后仍然存在,则需要额外治疗。

任何一个外科手术都必然面临学习曲线和逐渐完善成熟的过程,到目前为止,没有一种减重手术方式是完美的,都会面临手术并发症问题,包括但不限于复胖、代谢病复发、减重效果欠佳、各种近期远期并发症发生等,因此,对修正手术提出了更高的要求。最重要的是初次手术选择患者和术式要正确,手术要做到规范标准,术后密切随访教育,预防并发症的发生,因此每个初次手术以后的患者必须接受多学科的随访,定期复查以期早发现并发症并及早处理,尽量增加减重效果又降低并发症的发生,从而减少再手术的发生率。

小结:

修正性手术越来越普遍,不可避免地会遇到,约 $5\%\sim20\%$ 的初次减重手术会失败或有并发症,需要进行修正手术。修正手术的并发症高于初次手术。修正的主要原因是体重下降不足、体重反弹或与手术相关的并发症以及术式自身导致的并发症等。

最合适的策略取决于最初的手术,选择最合适的修正术式有时比较困难,术前多学科团队对患者的详细评估,包括患者教育指导、减肥历程、上消化道造影、胃镜以及必要时候的 CT 等检查,并且涉及精神心理的状态评估。修正手术不是让体重减得越多越好,而是在减重和二次手术的并发症之间找到最佳平衡点,使患者的受益达到最大化。

总之,修正手术并无统一的标准和指导意见,需要根据全面综合的评估、完善细致的术前检查、精湛细致的术中操作以及术后严格的个案管理和长期的追踪随访,才能尽量达到较为满意的效果。同时要根据修正的原因进行个体化方案设计,这对减重团队提出了更高的要求,不仅仅依靠术者需要丰富的临床经验,更需要多学科团队的协作支持。

(梁辉)

第二十章

术后急症的处理流程

一般来说,减重手术通过改变胃肠道吸收、限制胃大小或两者结合来实现减重。患者的术后并发症是外科医生关注的重点,因为许多并发症是通过典型的临床症状表现出来的,因此术后对症状进行鉴别诊断并提供诊治建议尤为重要。

第一节　腹痛

在肥胖症术后患者中,腹痛可能由特定外科手术的并发症或非特异性并发症,如手术部位感染、胆石症、出血和小肠梗阻等引起。

Roux-en-Y 胃旁路术或胆胰分流术(BPDOS)的患者腹痛的鉴别诊断包括吻合口瘘或狭窄、倾倒综合征、旷置的胃扩张、吻合口溃疡和内疝或切口疝。

腹腔镜可调节胃束带术后,腹痛可能由食管炎、食管裂孔疝、胃食管扩张、束带糜烂、束带滑脱、胃脱垂、出口阻塞或端口感染引起。

袖状胃切除术后的患者可能会出现胃漏、胃狭窄或胃食管反流。

接诊时候首先要评估患者的生命体征是否平稳,特别是呼吸道是否通畅,是否有低氧血症,以及血压等生命体征是否平稳,并做出相应的抢救流程。

一旦患者病情稳定,询问病史和体检有助于缩小鉴别诊断范围。应询问是否存在发热、呕吐、腹泻、脱水症状(如头晕、晕厥、尿量)和胃肠道出血(即吐血、便血、黑便)。其他信息应包括食物摄入情况、最后一次排便的时间以及是否坚持减重术后饮食。了解施行的手术类型和时间也会影响提供者的诊断考虑。体检应重点评估生命体征和循环状态,并寻找感染、脓毒症、胃肠道出血和梗阻的证据。

当评估患者时,应同时完成开放静脉通路并进入诊断流程。根据具体患者的不同,以下检测可能有用:基本生命体征、全血计数、淀粉酶、血气分析(动脉或静脉)、生化、尿液分析、妊娠试验、大便潜血和心电图。影像学检查,如腹部平片、超声波和计算机断层扫描(CT)对诊断也是必要的。然而,重要的是要记住严重肥胖患者成像的潜在局限性。

一般的治疗选择包括静脉输液、疼痛控制和止吐药。出血并发症或败血症患者可能分别需要血液制品和抗生素。

一、非排他性并发症

在肥胖患者中,腹部疼痛可能由手术部位特有的并发症引起,可能涉及皮肤、皮下组织、深层软组织和/或腹腔。这些感染发生在肥胖症手术后约 15% 的患者中,尽管腹腔镜手术后的发病率较低(与开放性手术后并发症相比),依然可能出现手术部位感染(SSI)、胆石症、出血和小肠梗阻。此外,临床医生应考虑其他诊断,特别是外科手术后非特异性并发症,如肺炎和心肌梗死。

手术部位感染根据部位和积液情况,进行切口开放、脓肿穿刺引流或者进一步手术干预。蜂窝织炎、深层组织感染、腹腔内脓肿或脓毒症患者需要使用抗生素。

二、胆石症

减肥手术后胆石症很常见,因为体重迅速减轻,导致胆囊黏蛋白增加,胆汁中胆固醇增加,胆汁淤滞和淤积。

减重术后胆汁淤泥发生率为 30%～53%。然而,只有少数患者(7%～15%)需要实行胆囊切除术。与 LABG 或 SG 相比,RYGB 术后胆囊切除术的发生率较高。由于胆石症的发病率很高,一些患者在减重手术时,可能会选择同时进行胆囊切除术。其他人可能会选择预防性给予熊去氧胆酸,或观察再治疗,处理方法通常与所有胆结石患者相似。超声波可用于检测胆结石、胆泥以及胆囊炎和胆总管结石的证据。在 RYGB 患者中,内窥镜检查可能会因术后解剖的改变而变得复杂。

三、术后出血

术后出血可能有消化道外或消化道内的原因。此类患者可能腹痛症状不太明显,腔外原因可能包括医源性肠系膜、肝脏或脾脏损伤或穿刺孔部位出血。患者可能出现心动过速、低血压、疲劳、头晕或腹腔出血的腹膜炎体征。

腔内出血可能表现为上消化道出血(即吐血)或者便血,根据手术方式不同以及出血量的多少,便血可以是柏油样便或者鲜红色便。手术相关的出血一般发生在术后 2 周以内,胃旁路手术的出血率高于其他术式。减重术后数年以后再发生的出血大多数跟胃和十二指肠溃疡有关或者小胃囊吻合口出血。

术后出血的基本处理包括液体扩容维持生命体征平稳,血液制品输注,促进凝血药物和质子泵抑制剂的使用。胃旁路手术以及十二指肠转流等由于消化道改变致内镜检查困难,但有时还是必需的鉴别诊断步骤。

四、横纹肌溶解症

肥胖患者罕见但严重的并发症是横纹肌溶解症。除肥胖外,需预防的危险因素包括低血压、静止不动、手术时间延长和脱水。如果患者术后有深部组织疼痛(典型的臀部疼痛),应考虑横纹肌溶解症。应立即测量血清肌酐激酶浓度,如果升高,可能需要积极的液体复苏、利尿剂和尿碱化,以防止进一步的急性肾损伤。

第二节　不同术式所致腹痛的诊断和处理

一、胃旁路手术后腹痛

1. 吻合口漏

吻合口漏的发生率在 $0.1\%\sim5.8\%$ 之间。研究表明,漏相关死亡率为 $14\%\sim17\%$。这些渗漏通常发生在胃空肠吻合口,但也可能发生在胃小囊切线、残胃、空肠空肠吻合术部位或继发于其他胃肠道损伤。典型的术后漏发生在术后 1 周以内,出院数月以后突发的漏大多数和溃疡有关。患者可能同时合并心跳加快、呼吸短促、发热、血压下降或者脓毒症的表现,但是没有这些症状并不能排除漏的发生。

关于影像学检查的价值存在争议,例如具有水溶性对比剂的上消化道 X 线片和 CT 检查,尽管这些研究可能有助于诊断漏,但假阴性结果可能延迟对患者的最终诊治。

保守治疗主要包括：禁食、静脉液体复苏、广谱抗生素应用等，这些措施对血流动力学稳定且症状轻微的患者可能就足够了。

有积液或者持续发热的患者同，可能需要经皮穿刺引流或腔内支架置入术。严重症状或败血症，引流不充分的患者，可能需要手术干预。

2. 吻合口狭窄

胃旁路术后吻合口狭窄发生率为 3％～20％，虽然所有吻合口都可能发生，主要还是发生在胃肠吻合口，吻合口狭窄和吻合口漏、张力、缺血、溃疡等有关。最常出现在术后 3～6 个月。患者可以出现恶心、呕吐、腹痛，有或者无进行性吞咽困难。

内镜比上消化道造影更有意义，除了诊断价值还可以进行适当的治疗。内镜下扩张是有效的，少部分患者可能需要手术治疗。

3. 倾倒综合征

胃旁路术后 12～18 个月有 40％的患者可出现倾倒综合征，当然在全胃切除和部分胃切除（比如 SG）中也会出现。一般出现在餐后甚至仅仅是摄入部分碳水化合物之后。

早期症状是由于胃排空和内容物迅速进入小肠，高渗性肠内容物可导致液体转移到肠腔。这些患者可能表现为胃肠道症状（恶心、腹泻、腹痛）或血管舒缩症状（心悸、出汗、脸红、低血压、晕厥）。晚期症状出现在饭后 1～3 小时，是低血糖的结果。

胃快速排空会暂时提高肠道中的葡萄糖浓度,进而触发胰岛素分泌。肠内容物被吸收后,出现低血糖,引起典型表现(心悸、出汗、电解质充盈)。

应该建议病人少食多餐,多吃富含纤维、复合碳水化合物和蛋白质的食物(应避免摄入糖和乳糖),只在两餐之间饮用液体,进食前半小时和进食后半小时避免喝液体。对这些干预措施难治性的患者可以使用生长抑素,甚至需要修改术式。

4. 内疝

腹腔镜胃旁路术后内疝的发生率所报道的差别比较大,为 $0.5\% \sim 20\%$。临床表现可以是恶心、呕吐、腹痛、背痛,或者有肠梗阻症状。CT 检查比上消化道造影更加敏感,但是阴性的 CT 结果不能排除诊断。有时候内疝是滑动性的,呈现断断续续的症状,Petersen 间隙的内疝可能以后背疼痛、腹胀为主,CT 可见扩张的大胃囊和十二指肠。

5. 其他可能引起腹痛的并发症

穿刺孔疝的发生率比较低,临床表现和切口疝类似,常常逐渐出现症状,一旦扭转或者不能回复,可能出现肠梗阻症状。

胃溃疡在胃旁路术后的发生率可达 20%,原因可能是多方面的,包括胃囊过大、组织缺血、非甾体类抗炎药、Hp 感染、抽烟等,患者的症状可表现为持续一段时间的恶心、胸骨后或者上腹部疼痛、消化不良等,胃镜可明确诊断。

旷置的胃囊胆汁反流性胃炎的发生率不高,部分患者出现上腹痛,无溃疡,制酸剂治疗效果不好,有可能是胆汁反流性胃炎。

还有一些少见的远端胃扩张,一般可能是胃轻瘫、胃肠吻合口小漏、肠肠吻合口狭窄、大胃囊内出血、溃疡等引起。

二、袖状胃切除术后腹痛

1. 胃漏

文献报道袖状胃切除术后胃漏发生率为 $0\sim7\%$,绝大多数发生在胃食管结合部的切线最高处,有可能临床症状不明显,但是大多数可以有发热、心率加快和腹痛,有的还可能有肩背痛。这是 SG 术后死亡率的第二位因素。

早期的诊断对降低发病率和死亡率至关重要,早期症状可能就是发热,但是心率加快,炎症指标升高,上消化道造影对漏的诊断不敏感。对于病情稳定的患者,CT 检查可能更有用 ($83\%\sim93\%$ 的人有敏感性,特异性为 $75\%\sim100\%$)。对于临床高度怀疑者或者患者病情不稳定,有时再次手术探查才能进一步明确诊断。对于病情稳定的患者可以静脉补液,尽早肠内营养支持,抗炎治疗,或者穿刺引流,或者内镜下支架置入等。

术后早期(72 小时以内)的漏通常可以再次手术治疗。慢性漏通常先保守治疗,愈合的时间也比较长,需要的可以修正成胃旁路术或者食管空肠吻合等。

袖状胃切除术后漏 80% 发生在切缘的最高处(HIS 角),因此江苏省人民医院减重代谢外科采取最高处荷包包埋的方式预期可以降低漏的发生。当然,保留贲门括约肌、术中避免损伤等预防措施才是最重要的。

2. 胃狭窄

胃狭窄是 SG 术后并不常见的并发症,报道的发生率在0.1%～3.9%,大多数发生在胃角或者胃体部位,可能和切割或者加强缝合过细,或者扭转旋转有关,也可由缝合固定牵拉造成的。临床主要表现为吞咽困难、恶心、呕吐或者不能喝水进食。术后早期可以表现剧烈呕吐,大量口水。上消化道造影或者内镜检查可以明确诊断,后者还可以同时治疗。

术后早期可以补液制酸,如果 72 小时以内无缓解的狭窄梗阻,需要腹腔镜探查。对于术后慢性不全性梗阻,内镜下扩张或者放置支架。对于反复无效或者不能耐受的,可以尽早手术治疗,修正为胃旁路术或者纵切横缝。对于因为术中缝合造成的狭窄,可以再次腹腔镜下松解。

3. 胃食管反流

虽然有研究证明 SG 术后 2 年以上反流性食管炎的发生率和正常人类似,但不可否认的是 SG 术后的反流性食管炎症状明显,发生率在 0～20%左右,患者可以表现为反酸、烧心、消化不良、呛咳,甚至口腔溃疡等。

质子泵抑制剂治疗效果良好,同时辅助胃动力药以及生活方式干预。严重的也可以修正为胃旁路术。

第三节　发热

术后患者发热的主要原因包括：上呼吸道感染、误吸、肺部感染、漏、肠梗阻、脓肿、静脉血栓，以及其他一些罕见并发症。

减重术后最常见的发热原因应该是上呼吸道感染，患者由于病房或者手术室温差比较大，或在家吹空调等原因出现发热，一般体温在 38 ℃以下，同时伴有上呼吸道症状：咳嗽，有黏痰，口咽部疼痛或者肌肉酸痛等，自觉精神状态良好，血常规检查白细胞可能在正常范围。

术后早期有部分患者可能发生误吸，往往有明确的病史，有发热、呛咳，胸部 X 光片以及 CT 可以帮助诊断。

减重术后的患者特别是出院以后出现发热，首先要排除漏的发生，袖状胃切除术后患者发热可能是漏最早的表现。首先是病史询问，对于没有上呼吸道症状的患者要毫不犹疑地进行上腹部 CT 检查，即使在急诊的情况下腹部 CT 平扫依然有价值。术后漏的患者发热常伴有食欲下降、精神萎靡、心跳加快，对这类患者最重要的是要提高警惕，而不是单纯给予降温药物或者想当然地按照上呼吸道感染处理，同时不能过分依赖腹部体征进行诊断。此外，对于持续发热的患者即使没有检查到漏的影像学证据，也不能排除诊断。

有一些漏特别是慢性漏形成,可能会以持续低热、脾脓肿等形式被首诊,而消化道内未能发现漏口。脾脏脓肿的治疗仍有争议,脾切除术和抗生素通常是最终的治疗方法,特别是对于大的多叶性积脓。

减重手术后肠梗阻的患者可能也会有发热,特别是反复发作的情况下,但表现还是以腹部症状为主,包括恶心、腹胀、呕吐、肛门停止排气排便、阵发性腹痛等。

术后能导致发热的原因除了手术相关的并发症以外,还有一些患者可能是由于饮水不足导致脱水,也会出现发热现象,患者同时合并软弱无力或者恶心呕吐等症状。

其他还有一些导致术后发热的罕见原因:比如术中肝脏的损伤形成血肿或者脓肿,穿刺孔的感染,局部脓肿的形成,取胃标本时腹腔污染等。减重术后还有可能引起胰腺炎,可出现腹痛、发热、恶心、呕吐等。

第四节　呕吐

出院后的患者呕吐和术后早期呕吐的原因不同,术后早期呕吐主要是胃内黏膜水肿、袖状胃内压力升高以及药物反应等,当然也不能排除手术的原因导致的狭窄、梗阻等情况。

出院后患者的呕吐脱水是术后 30 天内再住院的重要原因,

绝大多数的呕吐和饮水量不足有关,或者患者没有按照饮食要求,乱吃东西造成的,也有部分患者是因为吃得多可能主动诱发呕吐,还有一些是不小心误吞干硬食物引起的。总之,术后的呕吐原因除了消化道梗阻以外,几乎都和没有遵照饮食教育密切相关。

对于呕吐剧烈的患者,首先可以禁食,全量补液,要计算既往丢失量,因此要连续大剂量补充液体,同时补充钾和维生素,特别是 B 族维生素,防止出现因为维生素 B_1 缺乏导致的下肢的共济失调甚至出现典型的韦尼克脑病等。需要提醒的是,即使血液检查电解质、维生素在正常范围内,也需要补充生理需要量和部分丢失量,因为快速补液后可能出现稀释性下降。

对于因为消化道梗阻引起的呕吐,患者常伴有腹部症状,当然要进行病因治疗,根据狭窄梗阻的原因和部位采取相应的治疗措施。

术后呕吐反复发生治疗起来比较困难,特别是对于依从性差的青少年,更要对家长进行教育指导。对于术后呕吐,最重要的是做好预防工作,在住院期间就对患者进行多次教育指导,告知饮水量不足的危害以及解决办法。江苏省人民医院减重代谢外科编写了文字版、视频版以及纸质版的饮食指导,并且建立术后微信群持续进行饮食指导。

第五节　术后并发症的急救流程

目前在中国尚缺少完善的社区转诊机制,部分患者减重术后出现并发症只能到就近医院就诊,而大多数基层医院对减重手术并不了解,对减重术后并发症更是不熟悉。因此,制定术后急救的流程至关重要。

美国减重代谢外科学会(ASMBS)为医院和医生推荐以下与减重手术相关并发症的急救指南:

1. 要求医院将减重外科视为外科子专业,与医院为其他外科子专业提供的急诊安排类似。医院必须认识到,患有肥胖手术相关并发症的患者应该由具有相应资质的肥胖外科专家进行治疗。需要立即干预的、危及生命的疾病,由不提供减肥手术服务的医院的普通外科医生进行适当治疗。

2. 要求所有进行选择性减重手术的医院为减重手术相关并发症的患者提供诊治。施行减肥手术的医院应为所有减肥手术患者提供 24 小时的、由合格外科专家进行评估和治疗的紧急通道。进行减肥手术的医院也应接受从不提供减重手术服务的医院转来的其他减重手术相关的患者。

3. 不进行减重手术的医院可能不具备处理减重手术紧急情况的能力,可能需要将此类患者转移到配备有合格减重外科专家的中心,这些专家可以治疗与减肥手术相关的并发症。然而,只有当患者的状况和转移安排的细节允许才能转院。存在危及生命的手术问题的肥胖患者,无论是否与肥胖手术有关,如果明确需要紧急手术干预,不应因为安排此类转移而危及健康。在这种情况下(例如,闭合性肠梗阻濒临穿孔或梗死),普通外科医师应进行挽救生命的外科干预,并避免转移患者可能导致的延误。

4. 作为公认的外科亚专科医生,减肥外科医生有义务保持对各种减重外科手术和这些手术固有并发症的熟悉,作为其义务的一部分,为所有需要紧急治疗减肥外科相关并发症的患者提供诊疗服务。

5. 减重外科医生有义务为自己的术后患者提供紧急和选择性照护,教育患者他们可以提供此类照护,并告知患者如何获得此类服务。

6. 减重外科医生必须在医院保持特权,医院为肥胖患者提供适当的设施,并提供每天 24 小时可访问联系的紧急服务,以照护出现并发症的减肥手术患者。

结合 ASMBS 的指南,江苏省人民医院减重代谢外科制定了急诊应急流程。在我们医院减重代谢外科出院的患者都会得到一张联系卡,联系卡上的主要内容包括:患者的姓名、年龄、手术日期、出院日期、手术名称以及手术示意图,并有江苏省人民医院减重代谢外科 24 小时的联系电话,便于接诊医生能快速明白减重手术的具体术式,并且能和手术医生联系上,进行详细沟通。

　　此外,患者在微信群里可以随时和我们医护人员联系,告知自己的症状和就诊情况,无论是从医院得到信息还是微信联系的结果,主治医师迅速和患者或者接诊医生联系,进行病史询问,指导诊治措施;对于有严重并发症需要急诊手术的情况,指导当地医生进行手术探查,或者联系当地的减重外科医生进行诊治;情况尚平稳、能到手术医院就诊的,迅速安排床位,进入急诊诊疗流程,从而避免延误诊断可能导致的严重后果。

(梁辉)

第二十一章

出院后 30 天内主要并发症及处理

随着微创外科技术的进步及术后快速康复理念的广泛运用，绝大部分减重代谢手术患者均在术后 2～3 天出院，这使得部分术后并发症并不能在住院期间被及时发现并处理。此外，患者还需要快速适应术前到术后生活方式的巨大转变，否则可能出现多种不适症状。虽然大部分患者经过术前教育及术后自我调整能获得改善，但少部分出现并发症或严重不适的患者仍需要门诊、急诊或住院治疗。

非计划的 30 天内再入院发生率是衡量手术质量及围手术期管理的重要评价指标。对于一个成熟的减重代谢外科中心，其 30 天内再入院率通常应低于 5％。本章就出院后 30 天再入院的常见原因及其处理、预防进行阐述。

一、恶心呕吐及脱水

出院后恶心呕吐及脱水是出院后 30 天再入院的最常见原因。减重代谢术后胃容量的显著缩小及消化道改变使得胃肠道对术后进食的耐受较术前显著降低，因此要求患者逐步适应从饮水、清流质饮食、流质饮食、半流质饮食到正常饮食的缓慢过渡。在术前教育环节需仔细向患者阐明。在患者出院前,必须要求其每日饮水量能达到 2000 ml 左右,对于住院期间即出现反复恶心呕吐的患者,应完善上消化道造影检查排除消化道梗阻。需要指出的是,上消化道造影应使用水性对比剂,如泛影葡胺、碘佛醇及碘海醇等,而避免使用钡剂。如出院前即出现上消化道造影剂的持续潴留,则属于术后并发症,不在此章进一步阐述。

出院后再出现反复恶心呕吐不能缓解的患者,多源于不能适应饮食转变、不当饮食或饮水量不足导致代谢产物蓄积,此类患者特征性表现为住院期间或出院后一段时间内均能正常清流质饮食,在不当饮食后或因各种原因逐渐降低饮水量后突然出现反复恶心呕吐,并由此产生脱水表现及电解质紊乱,甚至出现肝酶异常及肾功能异常。此类患者处理相对较为简单,多经 3~4 日禁食及全量静脉补液(生理需要量的 1.5~2 倍)即可缓解。在治疗过程中需补充电解质及维生素,并加用质子泵抑制剂及止吐药物(胃复安及司琼类药物)。在恶心呕吐好转后仍需按照从饮水、清流质饮食、流质饮食、半流质饮食到正常饮食的缓慢过渡。对于出现典型的恶心呕吐、腹痛、腹胀及肛门停止排期排便等肠梗阻表现者,应完善腹部 CT 检查,明确术后有无并发内疝或穿刺孔疝发生。

二、发热

虽然出院后发热可由多种原因引起，但减重外科医师仍需将术后吻合口或胃切缘漏作为首要原因。

通常减重代谢术后漏发生在手术后两周内，此段时间内出现发热且无明显呼吸道症状并出现腹痛表现者，应及时完善全腹部 CT 检查，观察腹腔内有无积气积液或明显渗出，条件允许的话，可在口服造影剂（水性造影剂 1∶1 稀释后口服，避免产生伪影）后再次扫描对比。对于诊断明确的消化道漏，应及时处理。此类患者如中毒症状不明显，可考虑 CT 引导下腹腔穿刺引流，并放置胃管减压及肠内营养管行营养支持，辅助抗感染及抑酸治疗。如中毒症状明显，可考虑腔镜探查，冲洗腹腔并充分引流，而不建议行漏口修补，因感染状况下组织脆弱且漏口定位困难，修补失败率可高达 90%。对于首次 CT 检查未能明确腹腔内漏的患者，经抗感染治疗三日后仍有发热，应再次复查 CT，避免消化道漏的漏诊。需要指出的是，无造影剂外渗的腹腔感染并不能排除漏的诊断，此类患者多合并微小漏存在，治疗措施同上。

三、腹痛

减重代谢术后持续不缓解的剧烈腹痛多源于漏、内疝、吻合口溃疡、门脉系统血栓或其他急腹症,应予及早识别并处理。漏导致的腹痛常伴发热及腹腔积气积液,而内疝导致的腹痛多起病急,伴剧烈恶心、呕吐、腹胀及停止排气排便,诊断上多无明显困难。吻合口溃疡多见于胃旁路术后。早期吻合口溃疡由于术后常规口服质子泵抑制剂,甚为少见,而远期吻合口溃疡多为边缘性溃疡,处理颇为困难,不在此赘述。

需要指出的是,减重术后门脉系统血栓虽然少见,但如延误诊断,后果严重。减重代谢术后门脉系统血栓多源于脱水或局部炎症导致,腹痛常为其首发症状,血便少见,腹部体征不明显。出现不能解释的腹痛时应考虑此并发症,需完善增强 CT 检查或 CTV 检查明确诊断。未出现肠管水肿的患者多无需手术或介入治疗,静脉抗凝即可缓解,后续需长期甚至终身服用抗凝药物。对出现肠管水肿甚至坏死的患者,处理颇为困难,常需寻求血管外科帮助。

四、出血

减重代谢术后出血分为腹腔出血及消化道出血。腹腔出血几乎全部发生在术后 1~2 天内,出院后发生腹腔出血的极为罕见。建议每位患者在术后每天行血常规检查,并与术前血红蛋白对比。对于血红蛋白较术前下降超过 2 g/L 的患者应仔细排除有无腹腔及消化道出血。消化道出血时间跨度稍大,袖状胃切除术后胃腔内出血多在住院期间即出现呕血,而吻合口出血多发生在手术 2 天后或出院后,多表现为便血或黑便。此类患者经强效抑酸、静脉应用止血药物及生长抑素、口服 8% 冰去甲肾上腺素及扩容补液后多能在三天内治愈,表现为血压稳定、心率缓慢下降、血红蛋白逐渐稳、白细胞及中性粒细胞趋于正常。部分出血量大的患者可能需输血治疗。对于保守治疗仍出现活动性出血不缓解甚至出现失血性休克的患者,可能需要内镜下治疗。对于内镜治疗失败的消化道出血患者才考虑外科手术。

五、晕倒

出院后 30 天内反复发作晕倒多见于体位性低血压或低血糖。减重代谢手术可改善患者高血压、2 型糖尿病,并逆转胰岛素抵抗。如晕倒多发生在蹲位或卧位突然直立时,并出现头晕目眩、站立不稳、恶心呕吐等表现,多属体位性低血压。此类患者的处理措施为在站立时动作应缓慢,在站立前先做些轻微的四肢活动,并做好体位转换的过渡动作,即卧位到坐位,坐位到站立位,从而避免体位性低血压发生。此外,还需定期监测血压,对于持续血压低于 90/60 mmHg 的患者,应嘱其适当增加盐分摄入。如晕倒前发作呈典型低血糖表现如心慌、手抖及出冷汗等,此类患者多属于低血糖发作,源于手术导致的糖尿病患者血糖调节失衡或非糖尿病患者胰岛素敏感性增加,治疗上多从饮食调整,停用降糖药物,减缓进食速度并少食多餐,避免食用浓缩的甜食,避免食用刺激性食物,并补充乳清蛋白。持续反复发作低血糖应考虑胰岛素瘤可能,需进一步检查。

六、皮肤麻木

减重代谢术后 30 天内出现的皮肤麻木多见于大腿外侧局部皮肤,可对称出现,多源于术中固定体位约束带或术后侧卧压迫所致的皮神经损伤。此类并发症多在持续补充复合维生素数周后自行缓解,一般无需特殊处理。需要指出的是,肥胖患者术中应使用脚托、足跟垫及腘窝垫,避免大腿、足跟或腘窝受压而导致皮神经受损或出现压疮。

七、四肢乏力

减重代谢术后早期出现肢体乏力多见于体重降低过快患者,此类患者除补充维生素及乳清蛋白外多无需特殊处理,可在体重逐渐稳定后自行缓解。部分患者术后可能出现低钾血症,亦可出现肢体乏力,我们的经验是常规要求患者术后补充 $1\sim2$ 周左右的枸橼酸钾($1.45\ g$, bid),多能起到预防作用。肢体乏力的另外一种少见的原因在于术后出现反复呕吐或未按照要求补充复合维生素,导致 B 族维生素尤其是维生素 B_1 缺乏,引起韦尼克脑病,此类患者可出现眼外肌麻痹、精神症状及共济失调,治疗措施主要是静脉补充 B 族维生素尤其是维生素 B_1。

八、持续腹泻

袖状胃切除术并不导致腹泻发生，减重代谢术后腹泻多出现于接受具有干扰吸收功能的减重术式，如胃旁路术及各类胆胰转流术后。中国肥胖患者全小肠平均长度约 5.5 米，因此旷置近端 2 米小肠一般不会出现严重腹泻，如旷置 3 米甚至更长的小肠，应测量全小肠长度，并要求保留远端共同支长度大于 2 米以上，以避免短肠综合征表现。具有干扰吸收功能的减重代谢术后 30 天内出现水样泻，通过口服补液加用蒙脱石散多能自行缓解，无效者可加用易蒙停。如仍无效，应进一步明确病因，如肠道感染、炎性肠病或全小肠长度较短。减重代谢术后患者应以高蛋白食物为主，具有干扰吸收功能的减重术式患者进食高脂食物可能诱发脂肪泻、臭屁等并发症，通过饮食改善多能缓解，部分患者持续不缓解可考虑使用胰酶制剂（得每通）及肠道益生菌。

如前所述，出院后 30 天内再入院是评价减重代谢手术质量及围手术期管理的重要指标。降低其发生率，一方面要求外科医师不断提升手术安全性，另一方面要求加强围手术期患者管理。另外，建立完善的预警系统颇为重要，对出现不良反应的患者能及时甄别筛选并建立通畅的沟通渠道，并给予对症有效处理，是保证患者安全的重要措施。

（林士波）

第二十二章

特殊患者的围手术期处理

减重代谢手术是治疗病态性肥胖及其相关代谢合并症的最佳选择。在其发展过程中,减重代谢外科手术的理念不断更新,适应手术的人群范围也在逐渐扩大。既往在手术适应证范围中有受限的一些因素,如年龄、心理疾病等,现在其手术指征也在逐渐放宽。对于这些处于适应证边缘的手术人群,如何保证他们的围手术期的安全,是减重代谢外科必须重视的问题。

第一节　青少年患者的围手术期处理

青少年肥胖是我国的主要健康问题之一。7～18 岁儿童青少年超重肥胖率从 1995 年的 5.3% 上升到 2015 年的 20.5%,预计到 2030 年这一比例将增加到 28%。传统的方法主要侧重于改变生活方式,然而,通过饮食、行为或药物管理很难控制重度肥胖。有报道指出,大约 75% 的肥胖青少年会一直肥胖到成年。

目前,将减重代谢手术扩大到青少年,以帮助他们在成人前逆转肥胖已经成为共识。关于青少年减重手术的术后长期随访数据显示:青少年在手术后五年的体重下降在 30% 左右,除此之外,手术干预可以解决青少年肥胖的相关合并症,如 2 型糖尿病(T2DM)、高血压、血脂异常、阻塞性睡眠呼吸暂停综合征(OSAS)和非酒精性脂肪性肝炎(NASH)等,心血管疾病、T2DM 和 NASH 的长期缓解效果甚至明显优于成人,这可能与疾病所致病理性损伤累积的时间相对较短有关。

一、术前评估

在决定青少年是否行肥胖症手术治疗时,对其进行术前评估非常重要,青少年进行减肥手术,应仔细权衡如下几点:①减肥手术作为一个有创手术,对青少年不仅造成身体创伤,而且有一定的心理创伤,因而选择要慎重;②术前对于手术获益和手术风险,需进行全面客观权衡,当手术获益远大于手术风险时,可以考虑选择减肥手术;③减重及代谢手术应主要用于重度肥胖合并严重代谢性疾病且严重影响身体健康,或者肥胖本身对日常生活学习和生活质量造成严重危害,且其他治疗手段无效的患者。

目前针对青少年手术的适应证选择尚有争论,美国 ASMBS 制定的手术适应证包括:①年龄 10~19 岁。②BMI $\geqslant 35$ kg/m²,伴有临床上显著的合并症,例如 OSAS、T2DM、特发性颅内高压(IIH)、NASH、布朗特氏病、股骨头骨骺滑脱(SCFE)、胃食管反流病(GERD)或高血压;或 BMI ≥40 kg/m²。③多学科团队还必须考虑患者和家属是否有能力和动机在术前和术后坚持推荐的治疗方法,包括持续使用维生素和微量元素补充。禁忌证包括:①可纠正的肥胖;②前一年内持续药物滥用;③医学、精神病学、社会心理或认知状况阻碍术后饮食和药物治疗的依从性;④手术后 12～18 个月内计划怀孕。

2019 年由中国医师协会外科医师分会肥胖和糖尿病外科医师委员会撰写的《中国儿童和青少年肥胖症外科治疗指南(2019版)》将手术最低适应证中 BMI 的标准定为 BMI>32.5 kg/m² 且伴有至少 2 种肥胖相关的器质性合并症,或者 BMI>37.5 kg/m² 伴有至少 1 种肥胖相关合并症,并且在决定手术之前必须经过行为治疗、药物治疗以及心理评估。

对青少年进行手术评估的多学科团队应当包括减重及代谢外科医生、儿科医生、内分泌学家、心理学家和营养师。根据个体情况,必要时还需要心脏科、呼吸科以及骨科专家的参与。此外,必须同时获得患者和家属的共同支持后才能考虑手术。

二、术式选择

对于青少年患者的手术方式选择主要集中于腹腔镜下袖状胃切除术(laparoscopic sleeve gastrectomy,LSG)和腹腔镜下胃旁路术(laparoscopic Roux-en-Y gastric bypass,LRYGB)两种。从 ASMBS 的数据看,2018 年全美 LSG 开展的比例占绝大多数

（284/342，83.04％），LRYGB 开展的比例则明显偏低（28/342，8.19％）。在我国的指南中，推荐的手术方式也是此两类，并同时指出对于处于生长发育阶段的儿童青少年，SG 手术的安全性高于 RYGB 手术。其他减重术式均不推荐青少年使用。

三、术后治疗及随访

对于术后住院期间的观察与治疗，青少年与成人患者并无明显差异，但是出院后的随访要求不同。青少年期是一个生理和情感不断成长，并趋于成熟的一个阶段。青少年思想和认知的不成熟使他们对健康、疾病以及治疗决策的理解能力有限，患者常常表现出对治疗方案和术后随访的抵触，这使得术后青少年患者发生营养缺乏相关并发症的潜在风险远高于成年患者。有报道，术后 6 个月，仅有 13％的青少年患者能够坚持服用维生素补充剂；术后 2 年，青少年患者中叶酸缺乏的比例达到 48％，而维生素 D 缺乏的比例则为 38％。这些潜在的营养缺乏风险凸显了术后随访和教育的重要性。对于依从性差的青少年来说，对患者本身进行教育可能是不够的，有必要对其父母/配偶进行教育。

综上所述，减重及代谢手术适用于已经出现肥胖合并症，通过其他治疗无效的青少年患者。在手术前，患者的 BMI、合并症、心理和生理成熟度、家庭配合程度均是需要衡量的条件。SG 和 LRYGB 手术适用于这个人群，其中 SG 可以作为首选术式。最重要的是：需要做好对患者和家属的教育工作，医护人员、患者和家属的配合必须贯穿整个治疗过程。

第二节　老年患者的围手术期处理

随着社会经济与医疗技术的发展，人类寿命不断延长，老年人口逐渐增多。根据 2021 年世界银行的世界发展预测报告（World Development Indicators）显示，2019 年全世界人类寿命为 73 岁，较 1990 年延长了 8 岁，而我国国民的人均寿命为 77 岁，较 1990 年提高了 4 岁。在我国，与其他年龄段相比，60～69 岁人群的超重及肥胖发生率最高，为 34.1%，而 70 岁以上的人群中，超重及肥胖发生率也达到了 28.1%。老年肥胖是减重代谢外科必须面对的问题。根据世界卫生组织的定义，年龄超过 60 岁为老年，因此，本节讨论的老年患者包括了 60 岁以上的人群。

衰老是身体成分和新陈代谢的重要变化指标，从 20 岁至 70 岁，人体的去脂体重平均下降 40%，基础代谢率下降 30%，身体脂肪含量处于逐步上升的自然状态。目前还不明确哪种肥胖衡量标准最能预测肥胖对老年人健康结果的影响。在心血管疾病、肾脏衰竭、急性炎症的疾病的研究过程中，BMI 偏高甚至被认为是具有保护作用的（"肥胖悖论"）。目前普遍认为，只有在 BMI>30 kg/m² 、伴有代谢性疾病或日常生活受限的情况下，才建议老年肥胖患者减肥。

1991 年美国国立卫生研究院(NIH)共识会议将 18～50 岁的手术年龄限制随着时间的推移扩大到了 60 岁,BMI 的限制范围与成人相同;而我国由中国医师协会外科医师分会肥胖和糖尿病外科医师委员会撰写的 2014 及 2019 年指南均将手术的年龄限制定为 65 岁。对于年龄大于 65 岁的老年肥胖患者,开展减重及代谢手术缺乏指南支持,需要在慎重评估以及伦理支持的前提下进行临床研究。

目前,关于老年患者接受减重手术的研究非常有限。早期减重手术的研究报道显示,老年患者术后并发症发生率及死亡率明显高于其他成年人。在一项纳入 16155 名减重手术患者的回顾性队列研究中,报道称 65 岁以上的人围手术期死亡率更高(4.8% VS 1.7%),术后一年死亡率更是达到了 11.1%。另一项纳入 1067 名胃旁路手术患者的数据库分析发现,年龄大于 55 岁的患者手术死亡率是年轻患者的 3 倍。2010 年以后,关于老年患者接受减重及代谢手术的临床结果已明显改善。Giordano 和 Victorzon 进行的一项系统评价包括了 8149 名 60 岁及以上的患者,观察到术后 30 天的死亡率为 0.01%,总体并发症率为 14.7%。而一项基于 MBSAQIP 数据库的研究纳入了 6742 例老年患者(60～77 岁),结果显示,死亡率为 0.21%(SG)至 0.33%(LRYGB),30 天再入院率为 3.74%(SG)至 6.08%(LRYGB)。但老年肥胖患者行减重及代谢手术的死亡率和并发症发生率仍明显高于年轻患者。

一、术前评估

　　年龄是影响患者手术预后的独立因素,而减重手术的目的在于提高患者的生存质量,因此在术前必须对老年患者进行系统评估,排除严重合并症,并尽可能改善身体状况,使其更好地耐受手术。

　　对于老年患者而言,有些情况虽然是随着年龄增长而出现的正常生理改变,或者是一些日常生活中表现较轻的临床症状,但这些生理改变会影响重要器官的功能,从而增加手术风险。最常见以及最重要的是心肺功能的变化。随着年龄的增长和器官的老化,老年人心脏对压力的反应降低,自主神经系统功能退化。其中,β受体反应性的减退使老年患者出现"β受体阻滞"的情况,这限制了在应激状况下心输出量增加的能力。心输出量会进一步受限于与年龄相关的心脏顺应性降低。压力感受器功能障碍和对血管紧张素Ⅱ的反应能力降低会进一步限制心脏对低血容量的反应,而左心室肥厚也会加重患者已有的舒张期功能障碍。因此,在对老年患者进行心功能评估时,即使患者的心电图结果正常也应小心谨慎。最好进一步行运动负荷实验或者心肌核素扫描。对既往有充血性心力衰竭病史,或外周水肿表现的患者,需常规行超声心动图检查。对于有冠状动脉粥样硬化的患者,需要行双源CT检查评估冠脉病变。

　　老年呼吸系统的改变包括胸壁顺应性降低、肺活量减少、呼吸肌收缩能力下降和氧弥散能力下降,这些均可引起老年患者整体肺功能的下降。呼吸系统的变化导致摄氧量和供氧量随年龄增长而下降,使患者面临更大的围手术期心脑缺血风险。对于老年患者,肺功能检测应当是常规的检查项目,特别是当患者合并有慢性肺部疾病(慢性支气管炎或肺炎病史、长期吸烟史、肺栓塞、哮喘、OSAS 或肥胖低通气综合征),血气分析和肺功能检查有助于了解患者的肺功能储备。而对于慢性肺部疾病活动期的患者,必须进行术前针对性治疗,待肺功能改善后方可考虑手术。

老年肾功能改变包括肾血流灌注量减少、肾小球滤过率的下降以及血肌酐清除率的下降;同时,肾功能的改变还与合并症(高血压、糖尿病等)和药物(特别是非甾体抗炎药)的肾毒性作用有关。对那些肾功能情况良好的患者,应该注意适当控制其围手术期的补液量。对于肾功能不全的患者,则需要肾内科医师的协助,必要时需进行透析治疗。手术前,任何有肾毒性的药物都应该停止使用。

老年患者肌肉体积和功能普遍下降,肥胖患者本身运动较少,再加上关节炎、骨质疏松症和关节退行性变导致的骨骼变化,增加了术后跌倒和骨折的风险。术前需要对患者骨密度进行评估,围手术期活动需要特别监护。

术后谵妄(postoperative delirium,POD)是老年患者特殊的术后并发症。POD 是指患者术后注意力和认知力发生改变的临床综合征,会给患者未来的生活带来严重的后遗症,包括生活质量和独立性的丧失,以及并发症发病率和死亡率的增加。认知障碍是 POD 发展的重要预测因素,老年患者的术前基线认知状态的判断尤为重要。由患者完成的 DemTect(痴呆症检测)和 Mini-Cog(短期认知测试)问卷,以及家属完成的 IQ-CODE(老年痴呆症功能减退知情者问卷),是评估老年患者认知能力的重要方式。

二、术式选择

对老年患者的手术方式的选择主要集中于腹腔镜下袖状胃切除术(LSG)和腹腔镜下胃旁路术(LRYGB)两种。与青少年减重手术不同,对老年患者而言,这两种的术式选择并无明显偏向。

三、术中用药

老年状态时的药代动力学改变也会影响术中用药的选择。镇静状态下的老年患者应始终进行神经监测,因为过度深度麻醉会增加术后认知缺陷和谵妄的风险。肌松剂应尽可能选择短效药物,尽量选择不通过肝肾代谢的药物(例如顺式阿曲库铵)。与 POD 的风险有关的药物,如苯二氮䓬类、阿片类、抗组胺药(包括盐酸苯甲嗪)、阿托品、皮质类固醇类药物,需要尽量控制使用。

减重代谢手术已成为老年人肥胖症的一种安全有效的治疗选择,然而,谨慎的患者选择和系统严格的术前评估是获得满意结果的关键。

第三节 抑郁症患者的围手术期处理

肥胖和抑郁症经常同时发生并且相互关联,一种症状的存在往往会增加发展为另一种症状的风险。而同时受到两种疾病影响的患者更会陷入恶性循环,它们会协同降低身心和生活质量:抑郁症症状加重会导致体重增加,而体重增加反过来又会导致更糟的抑郁症水平。英国的一项包括了 363037 例肥胖患者的大宗队列研究发现,97392(26.8%) 例患者被同时诊断为抑郁症,且患病风险随着 BMI 的升高而显著增加。抑郁症的诊断与评估是减重及代谢外科医生必须要重视的问题。

对于肥胖症患者,引起抑郁症的诱发因素各不相同,包括生物学因素、心理因素、社会因素等各个方面。抑郁症的肥胖患者可能有自理能力不足、情绪性进食、暴饮暴食、负面认知等等不同的临床表现。严重的抑郁症会增加减重手术风险,减少对术后续贯治疗方案的依从性,并且会增加患者的痛苦感,是减重与代谢手术的禁忌证。抑郁症必须经过治疗,等到症状缓解(如贝克抑郁指数得分低于 20)或病情稳定达到足够长的时间后才可以开展手术。术前心理评估是保证抑郁症患者围手术期安全最重要的组成部分。

一、术前心理评估

术前心理评估主要是通过量表进行的,心理评估量表主要包括抑郁量表、饮食量表和心理健康测试量表。

(一)抑郁量表

目前临床常用的抑郁量表包括:贝克抑郁量表(The Beck Depression Inventories,BDI 和 BDI-Ⅱ)、汉密尔顿抑郁量表(Hamilton Depression Scale,HAMD)和患者健康问卷(PHQ-9)。

贝克抑郁量表(BDI 和 BDI-Ⅱ)是进行减肥手术前心理咨询时最常用的抑郁症状测量方法。BDI-Ⅱ量表包括 21 组项目,每组有 4 句陈述,每句之前标有的阿拉伯数字为等级分。它以 4 分制评估就诊前 2 周患者可能存在的抑郁症状,包括情绪、自杀意念、躯体变化和认知症状等项目,得分越高表示症状越多。该测量的可靠性和有效性已在各种患者群体中得到充分证明,但重度肥胖患者的 BDI-Ⅱ评分明显高于肥胖程度较低的患者,这可能是由于 BDI(关注身体健康、疲劳)中包含的躯体感觉评分可能与肥胖而非抑郁有关,这可能会给减重手术的选择带来干扰。因此,使用 BDI 量表时,心理医生应该注意不同项目组别的得分情况,而不是简单的通过总分进行评判。汉密尔顿抑郁量表(HAMD)和患者健康问卷(PHQ-9)也可用于评估抑郁症状。HAMD 是临床上评定抑郁状态时应用得最为普遍的量表。本量表有 17 项、21 项和 24 项等 3 种版本。这项量表由经过培训的两名评定者对患者进行 HAMD 联合检查,一般采用交谈与观察的方式,检查结束后,两名评定者分别独立评分。在治疗前后进行评分,可以评价病情的严重程度及治疗效果。9 项患者健康问卷(PHQ-9)源自 SPITZER 等编制的患者健康问卷中的抑郁模块,是一种快速评分的自我报告筛查工具,用于测量抑郁症的严重程度。由于这两项措施较少关注抑郁症的躯体特征,因此它们可以更准确地评估减肥手术患者的情绪。

(二) 饮食量表

针对抑郁患者可能存在的暴食症(binge eating disorders,BED)进行评估,目前常用的被广泛使用的诊断标准是进食障碍检测评估表(eating disorder examination,EDE),其自评量表即进食障碍检查自评问卷(eating disorder examination questionnaire,EDE-Q),还有包括进食和体重模式问卷-修订版(questionnaire for eating and weight patterns-revised,QEWP-R)。

EDE 是访谈量表,作为面接访谈患者时使用。EDE-Q 是 EDE 的最新自评问卷版本,评估过去 28 天的进食障碍核心心理病理特征及进食障碍行为。问卷由 28 个条目组成,其中 22 个条目用于评估进食障碍的核心心理病理特征,分为 4 个分量表:饮食限制(restriction)、进食顾虑(eating concern)、体形顾虑

（shape concern）和体重顾虑（weight concern）；另外 6 个条目为用于协助诊断、评估进食障碍行为发生频率的自填条目（过食、失控感、暴食、自我引吐、滥用泻药和强迫性锻炼）。4 个分量表的每个条目采用 0～6 共 7 点计分，在符合 DSM-IV 诊断的关键项目上评分≥4 分代表严重程度达到临床显著性。每个分量表分数是其所属条目的平均分数，代表该方面症状的严重程度，4 个分量表分数加和平均后得到代表进食障碍症状严重程度的总量表分数。分量表和总量表分数越高，代表症状越严重。

QEWP-R 是一种自我评估量表，用于评估暴食症的发作频率、是否存在快速进食、进食后感觉饱、不饿时进食、暴饮暴食后的反感，以及其他饮食体验。该量表还评估诸如自我诱导呕吐、主动禁食、过度运动、滥用泻药、利尿剂和减肥药等行为。尽管 QEWP-R 是一种有用的 BED 筛查措施，但 QEWP-R 与结构化临床访谈之间的一致性仅为中等。

减肥手术患者对 BED 的估计差异很大，至少部分与使用的评估方法有关。患者可能会在完成 QEWP-R 问卷时高估或低估饮食失调行为，而在回答暴饮暴食和失去控制的概念时，往往需要专业人员的帮助才能正确表述。总体而言，关于 BED 患病率的访谈和自评问卷数据之间的差异表明，访谈量表与和自评量表结合，对于确定 BED 的有效诊断是必需的。

（三）心理健康测试量表

症状自评量表 SCL90（Symptom Checklist 90，SCL-90）是当

前使用最为广泛的精神障碍和心理疾病门诊检查量表。该量表共有 90 个项目，包含有较广泛的精神病症状学内容，从感觉、情感、思维、意识、行为直至生活习惯、人际关系、饮食睡眠等，均有涉及，并采用 10 个因子分别反映 10 个方面的心理症状情况。共 90 个自我评定项目。测验的 9 个因子分别为：躯体化、强迫症状、人际关系敏感、抑郁、焦虑、敌对、恐怖、偏执及精神病性。

二、术后随访

虽然减重手术已被证明可以使代谢合并症得到长期有效的缓解，但对抑郁症是否有治疗效果，临床上仍有争议。瑞典 SOS 研究的结果显示，术后 10 年，手术组（655 人）抑郁症的情况明显优于对照组（621 人），而 Arhi 等的研究纳入了 CPRD 数据库中 2018 名接受手术治疗的抑郁症肥胖患者和 15480 名对照者，随访 5 年后，仅 20% 的术后患者抑郁症缓解，而对照组则为 17%，两组无明显差异。因此，对于术前诊断为抑郁症的患者，减重术后仍需要心理医生的长期随访与治疗。

（管蔚）

第二十三章

代谢减重外科常用药物简介

第一节 口服降糖药物

降糖药物种类比较多，对于减重代谢外科医生而言，需要熟悉其作用机理、用法、主要的副作用等。

一、双胍类

双胍类降糖药主要包括苯乙双胍和二甲双胍，其中苯乙双胍易引起乳酸性酸中毒，且有文献报道其有致盲的可能，因此该药物在临床上不常见。盐酸二甲双胍是首选一线降糖药，本类药物不刺激胰岛 β 细胞，对正常人几乎无作用，而对 2 型糖尿病人降血糖作用明显。它不影响胰岛素分泌，主要通过促进外周组织摄取葡萄糖、抑制葡萄糖异生、降低肝糖原输出、延迟葡萄糖在肠道吸收，由此达到降低血糖的作用。

二甲双胍商品化产品较多，如：格华止、美迪康等。与磺酰脲类药比较，本品不刺激胰岛素分泌，因而很少引起低血糖；此外,本品具有增加胰岛素受体、减低胰岛素抵抗的作用,还有改善脂肪代谢及纤维蛋白溶解、减轻血小板聚集作用,有利于缓解心血管并发症的发生与发展,是儿童、超重和肥胖型 2 型糖尿病的首选药物。主要的并发症是胃肠道的反应大,可以有腹泻、腹胀等,应于进餐中或餐后服用,肾功能损害患者禁用。

二、促胰岛素分泌剂

促胰岛素分泌剂是备用一线降糖药,这类药物有磺脲类以及非磺脲类。主要通过促进胰岛素分泌而发挥作用,抑制 ATP 依赖性钾通道,使 K^+ 外流,β 细胞去极化,Ca^{2+} 内流,诱发胰岛素分泌。此外,还可加强胰岛素与其受体结合,解除受体后胰岛素抵抗的作用,使胰岛素作用加强。

(一)磺酰脲类促泌剂

修复胰岛素受体和受体产生的损伤,提高胰岛素敏感性,恢复血液黏稠度,以及提高纤维蛋白的溶解功能等,可有效缓解和控制糖尿病并发症;因此通常被用于非肥胖 2 型糖尿病的治疗。临床使用率较高的有:格列本脲、格列齐特、格列 吡嗪和格列喹酮等

1. 格列吡嗪(美吡达、瑞易宁、迪沙、依吡达、优哒灵) 为第二代磺酰脲类药,起效快,药效在人体可持续 6～8 小时,对降低餐后高血糖特别有效。由于其代谢产物无活性,且排泄较快,

因此较格列本脲较少引起低血糖反应,适合老年患者使用。

2. 格列齐特(达美康)　为第二代磺酰脲类药,其药效比第一代甲苯磺丁脲强 10 倍以上;此外,它还有抑制血小板黏附、聚集作用,可有效防止微血栓形成,从而可预防 2 型糖尿病的微血管病变。适用于成年型 2 型糖尿病、2 型糖尿病伴肥胖症或伴血管病变者。老年人及肾功能减退者慎用。

3. 格列本脲(优降糖)　为第二代磺酰脲类药,它在所有磺酰脲类药中降糖作用最强,为甲苯磺丁脲的 200～500 倍,其作用可持续 24 小时。可用于轻、中度非胰岛素依赖型 2 型糖尿病,但易发生低血糖反应,老人和肾功能不全者应慎用。

4. 格列波脲(克糖利)　较第一代甲苯磺丁脲强 20 倍,与格列本脲相比更易吸收、较少发生低血糖,其作用可持续 24 小时。可用于非胰岛素依赖型 2 型糖尿病。

5. 格列美脲(亚莫利)　为第三代口服磺酰脲类药,其作用机制同其他磺酰脲类药,但能通过与胰岛素无关的途径增加心脏葡萄糖的摄取,比其他口服降糖药更少影响心血管系统;其体内半衰期可长达 9 小时,只需每日口服 1 次。适用于非胰岛素依赖型 2 型糖尿病。

6. 格列喹酮(糖适平等)　第二代口服磺脲类降糖药,为高活性亲胰岛 β 细胞剂,与胰岛 β 细胞膜上的特异性受体结合,可诱导产生适量胰岛素,以降低血糖浓度。口服本品 2～2.5 小时后达最高血药浓度,很快即被完全吸收。血浆半衰期为 1.5 小时,代谢完全,其代谢产物不具有降血糖作用,代谢产物绝大部分经胆道消化系统排泄。适用于单用饮食控制疗效不满意的轻、中度非胰岛素依赖型 2 型糖尿病，且病人胰岛 β 细胞有一定的分泌胰岛素功能，并且无严重的并发症。

以上为常用的磺酰脲类降糖药，其降糖强度从强至弱依次为：格列本脲、格列吡嗪、格列喹酮、格列齐特。

这类药物主要的副作用有：低血糖，白细胞减少，可出现嗓子痛，伴有寒战的高热，口腔炎、全身酸懒等症状。出现用药症状，应去医院检查白细胞，如果白细胞减少，则需更换药物。

（二）非磺酰脲类苯茴酸类衍生物促泌剂

非磺酰脲类胰岛素促泌药中，使用率较高的是瑞格列奈和那格列奈。其中瑞格列奈可有效稳定血糖，对机体氧化应激水平也有改善作用，可降低心血管并发症的发生率，可长时间控制 2 型糖尿病患者的血糖水平。瑞格列奈还可有效改善餐后的血浆游离脂肪酸水平，对血小板黏附也有抑制作用，可直接改善胰岛素早相分泌缺陷，对降低餐后血糖有着独特的优势。

瑞格列奈常见商品如诺和龙，该药不引起严重的低血糖，不引起肝脏损害，有中度肝脏及肾脏损害的患者对该药也有很好的耐受性，药物相互作用较少，适用于餐后血糖的控制。

三、α-葡萄糖苷酶抑制剂

α-葡萄糖苷酶抑制剂是备用一线降糖药，功效在于阻碍小

肠内的 α-葡萄糖苷酶产生,阻碍糖类分解为葡萄糖的过程,降低小肠对葡萄糖的吸入量,使餐后血糖水平上升程度下降,从而缓解血糖峰值的下滑。本类药物竞争性抑制麦芽糖酶、葡萄糖淀粉酶及蔗糖酶,其常用药物有:糖-100、阿卡波糖、伏格列波糖。

1. 糖-100　主要成分 BTD-1 是调节饭后血糖急速增加的大豆发酵提取物,为枯草芽孢杆菌 MORI 利用脱脂豆粕而生产。枯草芽孢杆菌 MORI 产生的 1-脱氧野尻霉素(DNJ)对小肠绒毛里面的 α-葡萄糖苷酶有很好的抑制活性。

2. 阿卡波糖(拜唐苹)　单独使用不引起低血糖,也不影响体重;可与其他类口服降糖药及胰岛素合用。用于各型糖尿病,以改善 2 型糖尿病病人餐后血糖,亦可用于对其他口服降糖药药效不明显的患者。

3. 伏格列波糖(倍欣)　该药对小肠黏膜的 α-葡萄苷酶(麦芽糖酶、异麦芽糖酶、苷糖酶)的抑制作用比阿卡波糖强,对来源于胰腺的 α—淀粉酶的抑制作用弱。可作为 2 型糖尿病的首选药,也可与其他类口服降糖药及胰岛素联合使用。

四、胰岛素增敏剂

本类药物通过提高靶组织对胰岛素的敏感性。噻唑烷酮类的功效与双胍类降糖药大同小异,主要是使一些外周组织如肌肉和脂肪等,增强对胰岛组的敏感性,同时降低胰岛素的抵抗作用,以保护 β 细胞来起到维持血糖平衡的作用,提高利用胰岛素的能力,改善糖代谢及脂质代谢,能有限降低空腹及餐后血糖。单独使用不引起低血糖,常与其他类口服降糖药合用,能产生明显的协同作用。其常用药物有罗格列酮、吡格列酮。

1. 罗格列酮(文迪雅)　新型胰岛素增敏剂,对于因胰岛素缺乏引起的 1 型糖尿病患者和胰岛素分泌量极少的 2 型糖尿病无效。老年患者及肾功能损害者服用时无需调整剂量。贫血、浮肿、心功能不全患者慎用,肝功能不全患者不适用。作为常用的降糖药,文迪雅由于存在引发心血管疾病风险,英国葛兰素史克公司已停止了该药在中国的推广工作,专家建议酌情慎用。

2. 吡格列酮　噻唑烷二酮类抗糖尿病药物,属胰岛素增敏剂,作用机制与胰岛素的存在有关,可减少外周组织和肝脏的胰岛素抵抗,增加依赖胰岛素的葡萄糖的处理,并减少肝糖的输出。适用于 2 型糖尿病(或非胰岛素依赖性糖尿病)。在临床对照试验中,吡格列酮与磺酰脲、二甲双胍或胰岛素合用,能提高疗效。

噻唑烷酮类药物主要的副作用有:水潴留,颜面和手脚浮肿,影响食欲体重严重下降时应停药。

五、中药降糖

很多中药具有降糖作用。降糖中成药包括消渴丸等。中医药辨证论治糖尿病与治疗其他疾病一样,重视患者的个体差异性和中药配伍的使用。

中医药治疗糖尿病不仅在于降低血糖,更重要的是注重防治糖尿病并发症,在糖尿病初期可起到治未病的效果。

口服降糖药服用时间

糖尿病的用药时间是有讲究的,口服降糖药种类较多,因降糖机制不同而用法不同,且多与进餐时间有关,好几种降糖药是不能在餐后补服的。

(1)α-葡萄糖苷酶抑制剂主要有拜糖平、卡博平、倍欣等。这类药物应在餐时与第一口饭同时嚼服。如果在餐后服用,无法起到降糖效果。

(2)格列奈类常用的有诺和龙、唐力等,属胰岛素促泌剂。其降糖作用迅速而短暂,模拟生理性胰岛素分泌,主要用于控制餐后高血糖,也称餐时血糖调节剂。餐前半小时或进餐后服用均可引起低血糖,故应在餐前5～30分钟服用,不进餐不服药。

(3)磺脲类药物常用的有优降糖、达美康、美吡达、迪沙片、糖适平等。大多数磺脲类降糖药需要半小时才起效,而降糖作用的高峰一般在服药后2～3小时出现。因此,建议在餐前20～30分钟服用磺脲类降糖药。

第二节　胰岛素及其类似药物

胰岛素是最有效的糖尿病治疗药物之一,胰岛素制剂在全球糖尿病药物中的使用量也位居第一。对于 1 型糖尿病患者,胰岛素是唯一治疗药物,此外,有约 30%～40%的 2 型糖尿病患者最终需要使用胰岛素。目前研究的热点是对胰岛素非注射剂的研发。

胰岛素按照来源可以分为:动物胰岛素、重组人胰岛素、胰岛素类似物。(1)动物胰岛素:动物胰岛素是第一代应用于糖尿病治疗的胰岛素,是从猪、牛等动物的胰腺中分离并纯化的胰岛素,目前临床常用的普通胰岛素(胰岛素注射液)为猪胰岛素,比牛胰岛素好。因为动物胰岛素的生物结构与人胰岛素存在一定的差别,注射体内后可能产生免疫反应,使得胰岛素的降糖功效下降,还有少数患者出现皮肤过敏等。目前较少作为常规降糖药物皮下使用,多于静脉使用短期降糖。(2)重组人胰岛素:重组人胰岛素利用重组生物技术合成的第二代胰岛素,其结构与人胰岛素成分完全相同,注射后全身免疫反应、局部过敏反应等的发生率均较动物胰岛素显著减少,降糖效率提高,是目前常用的皮下注射胰岛素种类。(3)胰岛素类似物:胰岛素类似物是利用基因工程生产的第三代胰岛素,通过对胰岛素结构的修饰或改变其理化性质,使其更符合生理需要。目前常用的超短效胰岛素如门冬胰岛素(如:诺和锐)和超长效胰岛素如甘精胰岛素(如:来得时)均为胰岛素类似物。

胰岛素按照作用时间可以分为超短效胰岛素、短效胰岛素、中效胰岛素、长效胰岛素及预混胰岛素五大类。(1)超短效胰岛素:属于胰岛素类似物。起效时间 10~15 分钟,作用高峰 1~2 小时,持续时间 3~5 小时,需在餐前立即皮下注射,也可用于临时高血糖的降糖治疗。代表药物有门冬胰岛素(比如:诺和锐)、赖脯胰岛素(比如:优泌乐、速秀霖)等。(2)短效胰岛素:起效时间 30~60 分钟,作用高峰 2~4 小时,持续时间 6~8 小时,需在餐前 30 分钟皮下注射。代表药物有普通胰岛素、生物合成人胰岛素(比如:诺和灵 R)、精蛋白锌重组人胰岛素(比如:优泌林 R)、重组人胰岛素(比如:重和林 R、甘舒霖 R、优思灵 R)等。(3)中效胰岛素:起效时间 2~4 小时,作用高峰 4~10 小时,持续时间 10~16 小时,可单独使用或作为基础胰岛素与超短效或短效胰岛素混合餐前使用。代表药物有精蛋白生物合成人胰岛素(比如:诺和灵 N)、精蛋白锌重组人胰岛素(比如:优泌林 N)、精蛋白重组人胰岛素(比如:重和林 N、优思灵 N)、低精蛋白重组人胰岛素(比如:甘舒霖 N)、低精蛋白锌胰岛素(比如:NPH,万苏林)等。(4)长效胰岛素:起效时间 2~4 小时,注射后体内药物浓度相对稳定,无明显高峰,持续时间 24~36 小时,作为基础胰岛素使用,每日注射 1~2 次。代表药物有甘精胰岛素(比如:来得时)、地特胰岛素(比如:诺和平)等。(5)预混胰岛素:顾名思义,这是将超短效或短效胰岛素与中效胰岛素按一定比例预先混合而成,短效成分可快速降餐后血糖,中效部分缓慢持续释放,起到代替基础胰岛素的作用。药品上的数字代表了短效和中效胰岛素各种所占的比例,比如:"30"代表短效占30%、中效占70%,"25"代表短效占25%、中效占75%。代表药物有门冬胰岛素30(比如:诺和锐30)、精蛋白生物合成人胰岛素(比如:诺和灵30R、诺和灵50R)、精蛋白锌重组赖脯胰岛素混合注射液(比如:优泌乐25、优泌乐50)、精蛋白锌重组人胰岛素混合注射液(比如:优泌林70/30)等。

胰岛素产品较多,患者使用习惯往往不同,一般名称中带有R的为短效胰岛素,带有N的为中效胰岛素,带有数字或数字比例的为预混胰岛素。超短效和短效胰岛素可以静脉注射,其他中效、长效和预混胰岛素不能静脉使用;短效和超短效若皮下注射只能在餐前,不可在空腹或睡前使用。

胰岛素的三大副作用包括:低血糖反应、过敏反应、胰岛素抵抗。发生低血糖反应时的处理方法:轻者立即进食糖水和含糖食物,较重者可以静脉注射50%葡萄糖40~60 ml。发生过敏方法的处理方法:按照药物过敏反应处理可注射组胺类药物。

胰岛素注射的特殊形式——胰岛素泵

胰岛素泵治疗是采用人工智能控制的胰岛素输入装置,胰岛素泵能模拟生理胰岛素基础分泌,使血糖平稳、正常。糖尿病患者术前需要短期胰岛素治疗控制高血糖,可以通过持续皮下输注胰岛素的方式,模拟胰岛素的生理性分泌模式,从而控制高血糖的一种胰岛素治疗方法。内装有一个放置短效或速效胰岛素的储药器,外有一个显示屏及一些按钮,用于设置泵的程序,灵敏的驱动马达缓慢地推动胰岛素从储药器经输注导管进入皮下。胰岛素泵的主要特点：基础量（微量、持续），使给入的胰岛素更生理化、合理化，符合人体生理状态下胰岛素基础分泌，它不仅每3～5分钟分泌微量胰岛素，而且全天有波峰波谷，一般在内分泌科或者糖尿病专科医生指导下使用。

第三节　新型降糖药物

一、二肽基肽酶-4(DPP-4)抑制剂

DPP-4是一种细胞表面的丝氨酸蛋白酶。DPP-4在肠道中表达最高，在肝脏、胰腺、胎盘、胸腺也有表达。DPP-4可以灭活多种生物活性肽，包括GLP-1和GIP。

DPP-4抑制剂可以使DPP-4失活，从而不分解GLP-1，通过提高GLP-1的水平而发挥控制血糖的作用，是目前治疗糖尿病的主攻方向之一。DPP-4抑制剂自2006年10月以来，在全球80多个国家获得批准，2010年在中国上市。它提高一种被称为"肠促胰岛激素"GLP-1的生理机制，减少GLP-1在人体内的失活，通过影响胰腺中的β细胞和α细胞来调节葡萄糖水平。二肽基肽酶抑制剂已有多个产品上市，如西格列汀、沙格列汀、维格列汀、吉格列汀、替格列汀等。

二、胰高血糖素多肽(GLP-1)受体激动剂

GLP-1 受体激动剂是葡萄糖依赖性促胰岛素多肽 GIP 两种主要的肠促胰素之一。GLP-1 受体激动剂以葡萄糖浓度依赖性的方式增强胰岛素分泌,抑制胰高血糖分泌,延缓胃排空,通过中枢性的食欲抑制来减少进食量。具有减轻体重作用,并且可能在降低血压等方面有较好的前景。GLP-1 的存在是 β 细胞再生的重要条件。使用 GLP-1 后,β 细胞再生增强而凋亡受抑制,并促进了胰管干细胞向 β 细胞分化。GLP-1 类似物被称为 β 细胞的分化因子(使新生增加)、生长因子(使复制增强)和生存因子(使生存时间延长、凋亡减少)。

2005 年 FDA 批准皮下制剂使用,如艾塞那肽、利拉鲁肽,适用于二甲双胍、磺酰脲类等联合应用不能充分控制血糖的 2 型糖尿病人。

GLP-1 受体激动剂可分为短效和长效制剂,短效制剂包括艾塞那肽、利司那肽、贝那鲁肽,长效制剂包括利拉鲁肽和艾塞那肽周制剂。GLP-1 受体激动剂可降低 HbA1c、降血脂、降低体重、降低血压(SBP)等。利拉鲁肽、利司那肽和艾塞那肽在伴有心血管病史或心血管危险因素的 2 型糖尿病者中具有有益的作用和安全性。

有胰腺炎病史患者禁用本药。

第四节　常用降压药物

肥胖合并高血压的比例很高。体重指数越大的肥胖者,合并高血压的发生率越高;合并 OSA 的患者,高血压发生率高。

降压药主要包括五大类。

1. 利尿降压药

(1) 噻嗪类:如氢氯噻嗪等。

(2) 潴钾利尿剂:氨苯蝶啶、阿米洛利。

(3) 醛固酮拮抗剂:螺内酯等。

(4) 袢利尿剂:呋塞米等。

2. 交感神经抑制药

(1) 中枢性降压药:如可乐定、利美尼定等。

(2) 神经节阻断药:如樟磺咪芬等。

(3) 去甲肾上腺素能神经末梢阻断药:如利血平、胍乙啶等。

(4) 肾上腺素受体阻断药:如普萘洛尔等。

3. 肾素-血管紧张素系统抑制剂(ACEI)

(1) 血管紧张素转换酶(ACE)抑制药:如培哚普利(长效)、卡托普利(短效)等。

(2) 血管紧张素Ⅱ受体阻断药(ARB):如氯沙坦 坎地沙坦等。

(3) 肾素抑制药:如雷米克林等。

4. 钙拮抗药

（1）二氢吡啶类：硝苯地平（短效）、左旋氨氯地平（长效）等。

（2）非二氢吡啶类：地尔硫䓬、维拉帕米等。

5. 血管扩张药　如肼屈嗪和硝普钠等。

我国常用的一线降压药举例

利尿药（如常见的氢氯噻嗪和速尿）

β受体阻滞剂（如"倍他乐克"）

血管紧张素转换酶抑制剂（如"卡托普利"）

血管紧张素Ⅱ受体阻滞剂（如"迪之雅""代文"）

钙拮抗剂（如"施慧达""络活喜"）

建议使用前要详细了解患者的服药史，以及血压控制情况和副作用等。

对于大多数高血压患者来说，如果上述单一药物无法控制血压，而药物剂量增加常伴随不良反应加重，这时依据不同类别降压药的降压机制上的协同作用，可以使降压效果增大而不增加或较小增加不良反应。一般选择小剂量的两种或两种以上的抗高血压药物联合应用以使血压达标，也有复合型成品的降压药。

一些中药也可以具有降压作用，需要认真了解其成分和副作用。

术前难以控制的血压需要心血管科医生和麻醉科医生一起多学科讨论，制定最佳方案，达到围手术期血压平稳的目的，并指导术后药物使用及血压管理。

（梁辉）

附：
减重代谢外科相关术语及名词解释

● 减重外科（bariatric surgery） 是指以通过胃肠手术治疗减轻体重从而治疗相关疾病的外科,治疗目的是体重下降,目标是通过减轻体重治疗肥胖引起的相关疾病。

● 代谢外科（metabolic surgery） 是指通过胃肠道手术治疗达到 2 型糖尿病缓解甚至"治愈"的外科,治疗的目的是 2 型糖尿病的完全缓解,目标是降低或者避免糖尿病的长期相关并发症,一般是针对 BMI 低于 35 kg/m² 的糖尿病患者。

● 胃旁路术（Roux-en-Y gastric bypass RYGB） 是在贲门下做出一个 20 ml 左右的小胃囊,再行胃囊和空肠的 Roux-en-Y 吻合,胆胰支和食物支的长度总和一般是不低于 200 cm,胃肠吻合口一般建议在 1.5 cm 左右,肠系膜裂孔和 Petersen 间隙需要关闭。

● 袖状胃切除术（sleeve gastrectomy SG） 是沿着胃小弯纵行切除胃底全部,胃大弯和部分胃窦,一般使用 36～38 Fr 的支撑管,保留了贲门和幽门。

● 胆胰转流术/十二指肠转位（biliopancreatic diversion，BPD/biliopancreatic diversion with duodenal switch，BPDDS）BPD 手术是远端胃大部切除，保留近端胃小囊 200～500 ml，将十二指肠近端关闭，在回肠远端 250 cm 处建立胃回肠吻合，在距离回盲瓣 50cm 处将胆胰肠襻吻合到回肠。BPDDS 是改良前术式，在幽门远侧分离横断十二指肠，功能肠襻在幽门远侧与十二指肠吻合，而胃则做袖状胃切除。

● 个案管理（case management） 是指社会工作专业人员为一群或者某一类人员统筹协调提供服务，以专业团队协作的形式提高服务，以扩大服务成效为目的。减重个案管理师就是从患者咨询到手术教育，术后随访等一系列服务的专职人员。

● 袖状胃切除加术式（sleeve gastrectomy plus） 是指在袖状胃切除术的基础上增加其他手术，从而达到更优的减重降糖效果或者避免袖状胃切除的并发症。可以是 SG＋JJB（空肠旷置），SG＋DJB，SADIS，SIPS，SG＋TB 等。

● 单吻合口胃旁路（one anastomoses gastric bypass，OAG）是指在从小弯胃窦部切割出管型胃囊，从屈氏韧带测量 200 cm 左右小肠进行胃囊空肠吻合。Mini 胃旁路和单吻合口胃旁路基本类似，在操作细节及抗胆汁反流上有些差别。

● 随访率（follow up rate） 是指减重代谢术后患者需要按照随访时间点进行复查和评估，实际随访的人数除以应该随访的人数，得到的百分数就是随访率。

● 多余体重减少率(excess weight loss rate,EWL) 术前实际体重减去标准体重就是多余体重,减掉的体重和多余体重的比值就是多余体重减少率。类似的还有多余 BMI 减少率(EBMLL)。

● 总体重减少率(total weight loss,TWL) 指减轻的体重占总体重的百分比。类似的还有总 BMI 减少率。

● 体重指数(body mass index,BMI) 是用体重千克数除以身高米数的平方得出的数字,是国际上常用的衡量人体胖瘦程度以及是否健康的一个标准。体重正常 BMI 在 18.5~23.9,BMI<18.5 为过瘦,BMI 在 24~27.9 为超重,BMI≥28 为肥胖。

● 血氧饱和度(SaO_2) 是血液中被氧结合的氧合血红蛋白(HbO_2)的容量占全部可结合的血红蛋白(Hb,hemoglobin)容量的百分比,即血液中血氧的浓度。它是呼吸循环的重要生理参数。正常人体动脉血的血氧饱和度为 98%,静脉血为75%。

● 抑郁症 病因不明的一系列症状。早期症状:情绪低落、心情压抑、焦虑、兴趣丧失、精力不足、悲观失望、自我评价过低等。晚期症状:现悲观厌世、绝望、幻觉妄想、身体功能减退、并伴有严重的自杀企图,甚至自杀行为。发作表现可分为核心症状群、心理症状群与躯体症状群三方面。有许多专用量表可以评估。

● 普瑞德-威利氏症候群(Prader-Willi syndrome) 俗称小胖威利症,一种由一岁左右开始就会无节制饮食的遗传性疾病,发生比例约为 1/12000～1/15000。这种病的病因肇因于第 15 号染色体印迹基因区的基因缺陷,且此基因缺陷来自父亲,或同时拥有两条来自母亲的带有此缺陷的第 15 号染色体,若此基因缺陷来自母亲,则会造成 Angelman's syndrome(天使人综合征)。发育迟缓,智商低,无饱足感,不停进食,过度肥胖。

● 糖尿病 是一组以高血糖为特征的代谢性疾病。高血糖是由于胰岛素分泌缺陷或其生物作用受损,或两者兼有引起。长期存在的高血糖,导致各种组织,特别是眼、肾、心脏、血管、神经的慢性损害、功能障碍。90％的糖尿病是 2 型糖尿病,2 型糖尿病不一定表现"三多一少",常可伴有高血压\血脂异常、动脉硬化等疾病。起病隐袭,早期无任何症状,或仅有轻度乏力、口渴,血糖增高不明显者需做糖耐量试验才能确诊。血清胰岛素水平早期正常或增高,晚期低下。

● 1 型糖尿病 发病年龄轻,大多在 30 岁之前,起病突然,多饮多尿多食消瘦症状明显,血糖水平高,不少患者以酮症酸中毒为首发症状,血清胰岛素和 C 肽水平低下,ICA、IAA 或 GAD 抗体可呈阳性。单用口服药无效,需用胰岛素治疗。胰岛细胞抗体(ICA),胰岛素自身抗体(IAA)和谷氨酸脱羧酶(GAD)抗体是 1 型糖尿病体液免疫异常的三项重要指标,其中以 GAD 抗体阳性率高,持续时间长,对 1 型糖尿病的诊断价值大。在 1 型糖尿病的一级亲属中也有一定的阳性率。

● 成人隐匿性自身免疫性糖尿病（latent autoimmune diabetes in adults, LADA） 是一种自身免疫性疾病, LADA 与 1 型糖尿病的自身免疫发病机制相同, 不同之处在于其胰岛细胞所受免疫损害呈缓慢性进展, 在诊断后平均 27(13～45) 个月不需要胰岛素治疗。1999 年世界卫生组织（World Health Organization, WHO）在对于糖尿病分型的新建议中才提出, LADA 属于 1 型糖尿病的亚型。

● 高血压危象（Hypertension crisis） 包括高血压急症及亚急症。高血压急症是指原发性或继发性高血压患者疾病发展过程中, 在一些诱因的作用下血压突然和显著升高, 病情急剧恶化, 同时伴有进行性心、脑、肾、视网膜等重要的靶器官功能不全的表现。收缩压或舒张压急剧升高, 舒张压高于 130 mmHg, 血压突然升高, 无靶器官急性损伤者定义为高血压亚急症。需要强调的是, 靶器官损害而非血压水平是区别高血压急症与高血压亚急症的关键。患者血压的高低并不完全代表患者的危重程度。

● 胰升血糖素样肽-1（GLP-1） 受体激动剂属于肠促胰素类药物, 肠促胰素是一种经食物刺激后由肠道细胞分泌入血、能够刺激胰岛素分泌的激素, 其引起的胰岛素分泌能力约占全部胰岛素分泌量的 50%～70%, 且刺激胰岛素分泌的作用具有葡萄糖浓度依赖的特点。GLP-1 受体分布于胰岛细胞、胃肠、肺、脑、肾脏、下丘脑、心血管系统、肝脏、脂肪细胞、骨骼肌等。GLP-1 受体激动剂通过激动 GLP-1 受体而发挥降血糖作用。产品主要有艾塞那肽、利拉鲁肽、贝那鲁肽、利司那肽和艾塞那肽周制剂。

● 暴食症　暴食症在医学上属于进食障碍的一种,不同于神经性贪食症,暴食症是一种饮食行为障碍的疾病。患者极度怕胖,对自我之评价常受身材及体重变化而影响。经常在深夜、独处或无聊、沮丧和愤怒之情境下引发暴食行为,直到腹胀难受才罢休。暴食后虽暂时得到满足,但随之而来的罪恶感、自责及失控之焦虑感又促使其利用不当方式(如催吐、滥用泻剂、利尿剂、节食或过度剧烈运动)来清除已吃进之食物。最常发生于青春期进入阶段和青春后期向成年早期的过渡阶段,临床会引起高血糖以及周期性麻痹。

● 神经性厌食(anorexia nervosa,AN)　指个体通过节食等手段,有意造成并维持体重明显低于正常标准为特征的一种进食障碍,属于精神科领域中"与心理因素相关的生理障碍"一类。其主要特征是以强烈害怕体重增加和发胖为特点的对体重和体型的极度关注,盲目追求苗条,体重显著减轻,常有营养不良、代谢和内分泌紊乱,如女性出现闭经。严重患者可因极度营养不良而出现恶病质状态、机体衰竭从而危及生命,5%～15%的患者最后死于心脏并发症、多器官功能衰竭、继发感染、自杀等。AN 的发病年龄及性别特征国内外相仿,主要见于 13～20 岁之间的年轻女性,可以和神经性贪食交替出现。

(梁辉)

参考文献

［1］中华医学会糖尿病学分会.中国 2 型糖尿病防治指南（2020 年版）［J］.中华糖尿病杂志,2021,13(4):315-409.

［2］减重代谢外科围术期处理专家共识（2019 版）［J］.中华消化外科杂志,2019(09):811-821.

［3］刘金刚,郑成竹,王勇.中国肥胖和 2 型糖尿病外科治疗指南（2014）［J］.中国实用外科杂志,2014,34(11):1005-1010.

［4］杨桂华,袁玮,梁亚慧,等.个案管理模式的应用现状与启示［J］.中华护理教育,2021,18(01):92-96.

［5］郭晓宇,张振美,高艳秋.营养管理在减重手术中的应用现状分析［J］.循证护理,2019,5(07):599-603.

［6］中国 2 型糖尿病防治指南（2017 年版）［J］.中国实用内科杂志,2018,38(04):292-344.

［7］周宏基,李雅兰.腹腔镜减重手术围术期气道管理［J］.中华肥胖与代谢病电子杂志,2020,6(03):191-195.

［8］梁辉.减重代谢手术围手术期管理的几个关键问题［J］.中国实用外科杂志,2019,39(04):321-325.

［9］中华医学会肠外肠内营养学分会营养与代谢协作组,北京协和医院减重多学科协作组.减重手术的营养与多学科管理专家共识［J］.中华外科杂志,2018,56(2):81-90.

［10］唐霖,朱江帆,马希权.肥胖群体心理评估及减重手术的影响［J］.中国微创外科杂志,2016,16 (10):950-952.

［11］吕蒙蒙,马西文,于倩,等.减重代谢手术后患者心理变化状况［J］.腹腔

外科杂志,2019,(01):62 - 66.

[12] 中国医师协会肥胖与糖尿病外科医师委员会。中国儿童和青少年肥胖症外科治疗指南(2019 版)[J]. 中华肥胖与代谢病电子杂志,2019,5(1).

[13] 王勇,王存川,朱晒红等。中国肥胖及 2 型糖尿病外科治疗指南(2019版).中国实用外科杂志,2019,39(4):301 - 306.

[14] 杨珵璨,王文越,火海钟,等.减重代谢外科围手术期阻塞性 睡眠呼吸暂停诊治指南导读和认识[J]. 中华肥胖与代谢病 电子杂志,2018,4(2):62 - 64.

[15] 中华人民共和国卫生部疾病控制司.中国成人超重和肥胖症预防控制指南[M]. 人民卫生出版社,2006.

[16] 中华人民共和国国家卫生健康委员会.中国居民营养与慢性病状况报告(2020 年).

[17] 中华医学会儿科学分会内分泌遗传代谢学组.中国 Prader-Willi 综合征诊治专家共识(2015)[J]. 中华儿科杂志,2015,53(6):419 - 424.

[18] 梁辉,林士波,管蔚.减重代谢术式的选择.中华胃肠外科杂志.2017,20(4):388.

[19] 梁辉,管蔚,吴鸿浩,等.腹腔镜胃旁路手术操作流程的优化(附 80 例分析)中国实用外科杂志 2013,33(2):150.

[20] 梁辉,管蔚,刘欢,等.腹腔镜胃袖状切除术联合十二指肠空肠吻合术与腹腔镜 Roux-en-Y 胃旁路术治疗非肥胖型 2 型糖尿病的疗效比较.中华消化外科杂志,2013,12(12):909.

[21] 梁辉.体重指数与减重代谢手术的关系.南京医科大学学报(自然科学版),2016,(1):3.

[22] 梁辉,管蔚,曹庆,等.腹腔镜胃袖状切除术的标准化操作流程探索.中华消化外科杂志,2015,14(7):534.

［23］梁辉,管蔚,吴鸿浩.快速康复外科在 110 例腹腔镜代谢手术中的应用. 中华胃肠外科杂志,2014,17(7):720.

［24］刘欢,梁辉,管蔚,等.腹腔镜胃旁路术对肥胖患者脂质代谢的影响.中华内分泌外科杂志,2014,6:469.

［25］杨宁琍,梁辉,管蔚,等.个体化专业减重管理模式在肥胖与代谢病外科质量控制中的应用价值.中华肥胖与代谢病电子杂志,2016,2(2):114.

［26］梁辉,管蔚,林士波,等.单中心 1139 例减重代谢手术经验总结.中国实用外科杂志,2019,39(4):343.

［27］杨宁琍,刘瑞萍,管蔚,等.减重代谢外科多学科随访模式构建实证研究.中华肥胖与代谢病电子杂志,2018,4(3):123.

［28］任子淇,张天资,杨宁琍,等.减重代谢手术前病人运动行为阶段及其影响因素.护理研究,2019,33(22):3843.

［29］梁辉,管蔚,吴鸿浩.腹腔镜下胃旁路手术应注意的关键技术问题.腹部外科,2014,27(3):157.

［30］林士波,杨宁琍,管蔚,等.减重代谢手术后 30d 内再入院的临床特征及危险因素分析.中华消化外科杂志,2017,16(6):587.

［31］刘欢,梁辉,管蔚,等.代谢外科手术治疗青少年肥胖症患者的临床疗效.中华消化外科杂志,2015,14(7):560.

［32］杨宁琍,戴晓冬,梁辉,等.减重手术术前调查问卷的设计及结果分析.中国实用护理杂志,2014,30(34):38.

［33］吴鸿浩,梁辉.胆胰分流术与胃旁路术治疗 2 型糖尿病的机制比较.中华胃肠外科杂志,2012,15(1):88.

［34］梁辉,吴鸿浩.经脐单孔腹腔镜下袖状胃切除术一例.中华胃肠外科杂志,2012,15(11):1201.

［35］梁辉,吴鸿浩.从减重手术的历史看减重术式的选择.中华胃肠外科杂

志,2012,15(11):1109.

[36] 任子淇,张天资,杨宁琍,等.肥胖人群减重代谢术后运动康复方案的构建研究.中国全科医学,2019,22(19)2332.

[37] 汤娟,杨宁琍,梁辉,等.多元化教育对代谢手术患者生活质量的影响.中西医结合护理,2016,2(9):14.

[38] 梁辉.减重代谢手术围手术期管理的几个关键问题.中国实用外科杂志,2019,39(4):321.

[39] 曹庆,梁辉.影响减重术后2型糖尿病缓解的相关因素.中华内分泌代谢杂志,2015(7):629.

[40] 梁辉,管蔚,吴鸿浩,等.腹腔镜胃旁路手术小胃囊两种做法的比较.中华普通外科杂志,2013,28(6):424.

[41] Winters DA, Soukup T, Sevdalis N, et al. The cancer multidisciplinary team meeting: in need of change? History, challenges and future perspectives. BJU Int. 2021 May 24.

[42] Mahawar KK. Pregnancy and bariatric surgery. Minerva Chir 2017;72: 538 – 45

[43] Póvoa AA, Soares C, Esteves J, et al. Simultaneous gastric and colic laparoscopic adjustable gastric band migration. Complication of bariatric surgery. Obes Surg. 2010 Jun;20(6):796 – 800.

[44] Lehman Center Weight Loss Surgery Expert Panel. Commonwealth of Massachusetts Betsy Lehman Center for Patient Safety and Medical Error Reduction Expert Panel on Weight Loss Surgery: executive report. Obes Res. 2005 Feb;13(2):205 – 226.

[45] Li C, Lin S, Liang H. Single-Anastomosis Duodenal Switch: Conceptual Difference between East and West. Obes Surg. 2021 Jul;31(7):3296 –

3302.

[46] Gariepy G, Nitka D, Schmitz N. The association between obesity and anxiety disorders in the population: a systematic review and meta-analysis. Int J Obes (Lond). 2010 Mar; 34(3):407-419.

[47] de Wit L, Luppino F, van Straten A, et al. Depression and obesity: a meta-analysis of community-based studies. Psychiatry Res. 2010 Jul 30; 178(2):230-235.

[48] NCD Risk Factor Collaboration (NCD-RisC). Trends in adult body-mass index in 200 countries from 1975 to 2014: a pooled analysis of 1698 population-based measurement studies with 19 · 2 million participants[J]. Lancet, 2016, 387(10026):1377-1396.

[49] Courcoulas AP, Belle SH, Neiberg RH, et al. Three-Year Outcomes of Bariatric Surgery vs Lifestyle Intervention for Type 2 Diabetes Mellitus Treatment: A Randomized Clinical Trial. JAMA Surg. 2015; 150(10): 931-940.

[50] Avenell A, Robertson C, Skea Z, et al. Bariatric surgery, lifestyle interventions and orlistat for severe obesity: the REBALANCE mixed-methods systematic review and economic evaluation[J]. Health Technol Assess, 2018, 22(68):1-246.

[51] Pok EH, Lee WJ, Ser KH, et al. Laparoscopic sleeve gastrectomy in Asia: Long term outcome and revisional surgery. Asian J Surg. 2016; 39(1):21-28.

[52] Mehaffey JH, LaPar DJ, Clement KC, et al. 10-Year Outcomes After Roux-en-Y Gastric Bypass. Ann Surg. 2016; 264(1):121-126.

[53] Iannelli A, Treacy P, Sebastianelli L, et al. Perioperative complications of

sleeve gastrectomy: Review of the literature. J Minim Access Surg. 2019; 15(1):1 – 7.

[54] Ministrini S, Ricci MA, Daviddi G, et al. Determinants of High Parathyroid Hormone Levels in Patients With Severe Obesity and Their Relationship With the Cardiometabolic Risk Factors, Before and After a Laparoscopic Sleeve Gastrectomy Intervention. Obes Surg. 2020;30(6):2225 – 2232.

[55] O'Kane M, Parretti HM, Hughes CA, et al. Guidelines for the follow-up of patients undergoing bariatric surgery[J]. Clin Obes. 2016,6(3):210 – 224.

[56] Clinical Issues Committee of the American Society for Metabolic and Bariatric Surgery. American Society for Metabolic and Bariatric Surgery position statement on emergency care of patients with complications related to bariatric surgery. Surg Obes Relat Dis. 2010 Mar 4;6(2):115 – 117.

[57] Lewis KD, Takenaka KY, Luber SD. Acute Abdominal Pain in the Bariatric Surgery Patient. Emerg Med Clin North Am. 2016 May;34(2):387 – 407.

[58] Association of Anaesthetists of Great Britain and Ireland Society for Obesity and Bariatric Anaesthesia. Peri-operative management of the obese surgical patient 2015. Anaesthesia 2015,70,859 – 876

[59] Pratt JSA, Browne A, Browne NT, etal. ASMBS pediatric metabolic and bariatric surgery guidelines, 2018. Surg Obes Relat Dis. 2018 Jul;14(7): 882 – 901

[60] Tabesh MR, Maleklou F, Ejtehadi F, et al. Nutrition, Physical Activity, and Prescription of Supplements in Pre- and Post-bariatric Surgery Pa-

tients:a Practical Guideline. Obes Surg. 2019 Oct;29(10):3385 – 3400.

[61] Mechanick JI, Apovian C, Brethauer S, et al. Clinical practice guidelines for the perioperative nutrition, metabolic, and nonsurgical support of patients undergoing bariatric procedures—2019 update: cosponsored by american association of clinical endocrinologists/american college of endocrinology, the obesity society, american society for metabolic & bariatric surgery, obesity medicine association, and american society of anesthesiologists-executive summary. Endocr Pract. 2019 Dec;25(12):1346 – 1359.

[62] Burger PM, Monpellier VM, Deden LN, et al. Standardized reporting of co-morbidity outcome after bariatric surgery: low compliance with the ASMBS outcome reporting standards despite ease of use. Surg Obes Relat Dis. 2020 Nov;16(11):1673 – 1682.

[63] Kim J, Azagury D, Eisenberg D, DeMaria E, et al. American Society for Metabolic and Bariatric Surgery Clinical Issues Committee. ASMBS position statement on prevention, detection, and treatment of gastrointestinal leak after gastric bypass and sleeve gastrectomy, including the roles of imaging, surgical exploration, and nonoperative management. Surg Obes Relat Dis. 2015 Jul-Aug;11(4):739 – 748

[64] ASMBS Clinical Issues Committee. Peri-operative management of obstructive sleep apnea. . Surg Obes Relat Dis. 2012 May-Jun;8(3):e27 – 32.

[65] Brethauer SA, Kim J, El Chaar M, et al. ASMBS Clinical Issues Committee. Standardized outcomes reporting in metabolic and bariatric surgery. Obes Surg. 2015 Apr;25(4):587 – 606.

[66] Mahawar. Pregnancy and bariatric surgery. MinervaChir. 2017;72(6):538 – 545.

[67] Christel A. L. de Raaff, Nico de Vries, et al. Obstructive sleep apnea and bariatric surgical guidelines: summary and update. Curr Opin Anesthesiol 2018;31(1):104 - 109.

[68] Nautiyal HK, Guan W, Lin S, Liang H. Preoperative predictors of early relapse/no-remission of type-2 diabetes after metabolic surgery in Chinese patients. Clin Obes. 2020 Apr;10(2):e12350.

[69] Lin S, Li C, Guan W, Liang H. Can staple-line reinforcement eliminate the major early postoperative complications after sleeve gastrectomy? Asian J Surg. 2021 Jun;44(6):836 - 840.

[70] Lin S, Yang N, Guan W, Liang H. Can Chinese T2D patients with BMI 20～32.5 kg/m² benefit from loop duodenojejunal bypass with sleeve gastrectomy? Surg Obes Relat Dis. 2019 Sep;15(9):1513 - 1519.

[71] Liang H. Metabolic surgery: present and future. J Biomed Res. 2015 Apr; 29(2):91 - 2.

[72] Lin S, Guan W, Hans P, Liang H. Status of Laparoscopic Sleeve Gastrectomy in China: A National Survey. Obes Surg. 2017 Nov;27(11):2968 - 2973.

[73] Wan B, Fang N, Guan W, et al. . Cost-Effectiveness of Bariatric Surgery versus Medication Therapy for Obese Patients with Type 2 Diabetes in China: A Markov Analysis. J Diabetes Res. 2019 Dec 19;2019:1341963

[74] Hans PK, Guan W, Lin S, Liang H. Long-term outcome of laparoscopic sleeve gastrectomy from a single center in mainland China. Asian J Surg. 2018 May;41(3):285 - 290

[75] Lin S, Guan W, Yang N, et al. Short-Term Outcomes of Sleeve Gastrectomy plus Jejunojejunal Bypass: a Retrospective Comparative Study with

Sleeve Gastrectomy and Roux-en-Y Gastric Bypass in Chinese Patients with BMI≥35 kg/m². Obes Surg. 2019 Apr;29(4):1352 – 1359.

[76] Li C,Lin S,Guan W,Shen J,Liang H. Radical Subtotal Gastrectomy for Distal Gastric Cancer After Sleeve Gastrectomy:a Case Report. Obes Surg. 2021 Jul 1. doi:10. 1007/s11695-021-05552-1. Online ahead of print.

[77] Lin S,Li C,Guan W,Liang H. Three-Year Outcomes of Sleeve Gastrectomy Plus Jejunojejunal Bypass:a Retrospective Case-Matched Study with Sleeve Gastrectomy and Gastric Bypass in Chinese Patients with BMI≥35 kg/m². Obes Surg. 2021 Aug;31(8):3525 – 3530.

[78] Liang H,Cao Q,Liu H,et al. The Predictive Factors for Diabetic Remission in Chinese Patients with BMI>30 kg/m² and BMI<30 kg/m² Are Different. Obes Surg. 2018 Jul;28(7):1943 – 1949.

[79] Liang H,Guan W, Yang Y,et al. Roux-en-Y gastric bypass for Chinese type 2 diabetes mellitus patients with a BMI<28 kg/m(2):a multi-institutional study. J Biomed Res. 2015 Apr;29(2):112 – 7.

[80] Ohta M,Seki Y,Wong SK,et al. Bariatric/Metabolic Surgery in the Asia-Pacific Region:APMBSS 2018 Survey. Obes Surg. 2019 Feb;29(2):534 – 541.

[81] Lee WJ,Chong K,Chen JC,et al. Predictors of diabetes remission after bariatric surgery in Asia. Asian J Surg. 2012 Apr;35(2):67 – 73.

[82] Nishiyama T,Kohno Y,Koishi K. Anesthesia for bariatric surgery. Obes Surg. 2012 Feb;22(2):213 – 219.

[83] Jerry TDang,Vivian G Szeto,Ahmad Elnahas,et al. Canadian consensus statement:enhanced recovery after surgery in bariatric surgery. Surgical Endoscopy. 2020 Mar;34(3):1366 – 1375.